現場で使える
在宅ケアのアウトカム評価

ケアの質を高めるために

島内 節 ［編著］

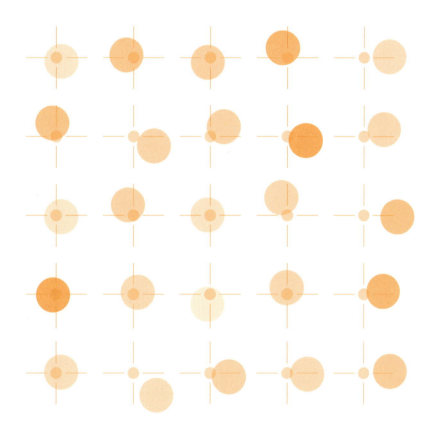

ミネルヴァ書房

はじめに

わが国では多様な職種による本格的な在宅ケアは2000年の介護保険制度施行からであり，イギリス，カナダ，米国，オーストラリアなどの先進諸国より数十年遅れてスタートした。そのためにニーズの増大によって急がれる制度整備，およびサービスと提供方法の内容に重点が置かれてきた。そのため，健康やそれに関連する生活上の問題や生活行動および療養生活環境の改善など，利用者にとってのケアの効果を測定するためのアウトカム評価はなおざりにされてきた。ましてや費用（コスト）を抑制して利用者や家族にとってアウトカムを高めるケア＝費用対効果については，ほんのわずかしか評価されてこなかった。

しかし近年では単にケアがされていればよいわけではなく，ケアを受ける側とケアを提供する側の両方からケアの質への注目度が高まり，今やケアの質保証は大きな社会的課題である。利用者とその家族にとって，ケアの効果，すなわち良いケアがなされていたか，在宅ケアの利用により健康や生活行動などの改善，満足度や支払に対するケアの効果などを含めてアウトカム（outcome 効果）を期待するのは自然であり当然である。アウトカム評価は，より良いケアによって利用者と家族の心身社会的健康状態の改善と生活の質をより高く充実したものにする。その期待に応えるためには，ケアの結果を評価するための利用者や家族のアウトカム評価が必須である。

本書では，在宅ケアの質をよりよく向上させることをめざして，在宅ケアのさまざまな対象や場面のケア実践の代表例をとりあげた。アウトカム評価の内容や方法を具体的にわかりやすく示し，関連の方々に利用していただけることを目的としたものである。わが国で在宅ケアの現場で使えるアウトカム評価方法を，実践例と研究例の両方からまとまって書かれたものは本書が初めてである。

本書は在宅ケアにかかわる現場の方々・教育者・研究者・学生の皆様にとってケアのアウトカム（効果）についてエビデンス（根拠）が示されたアウトカム評価であり，有用であると考えて，各執筆者が研究や実践の蓄積をそれぞれの専門内容で執筆したものである。

読者の皆様には上記のように在宅ケアの質を高めるためにアウトカムというエビデンス（evidence 根拠）に基づく効果的な実践をめざす，またはアウトカム評価方法を学ぶなどの目的に合わせて有効に活用していただけることを期待する。

時代の先がけ的な内容である本書を，株式会社ミネルヴァ書房で出させていただけることに感謝する。そして出版にあたってはその過程で編集の北坂恭子さんに大変お世話になりましたことに感謝いたします。

2018年5月

島内　節

目　次

はじめに

■**序　章**■　　　**在宅ケアにおけるアウトカム評価の視点と評価内容の概要**

❶　在宅ケアにおけるアウトカム評価とは　1

❷　在宅ケアのアセスメントとアウトカム評価　2

❸　在宅ケアのアウトカム評価に基づくアクションプラン(行動計画)の立て方　5

■**第1章**■　　　**栄養と食事の自立を促すケアとアウトカム評価**

❶　食事摂取と栄養バランスのケアとアウトカム評価　9

❷　摂食嚥下機能障害者の退院に向けた食事の自立を促すケアとアウトカム評価　17

■**第2章**■　　　**身体疾患や障害をもつ人へのケアとアウトカム評価**

❶　呼吸器疾患をもつ在宅療養者のための在宅クリニカルパスと

アウトカム評価　27

❷　慢性疾患をもち在宅療養する高齢者を対象とした

テレナーシングとアウトカム評価　37

❸　認知症ケアとアウトカム評価およびアクションプラン　45

■**第3章**■　　　**高齢者の基本的生活行動の自立のケアとアウトカム評価**

❶　排泄自立をめざすセルフケアとアウトカム評価　57

❷　虚弱高齢者の基本的生活自立低下を予防する高齢者総合機能評価と

アウトカム評価　65

❸　軽度要介護者の自立アウトカムを高めるケアプログラムのデジタル化と

その活用法　71

目 次

■第4章■ 在宅エンドオブライフ・ケアとアウトカムを高める方法

❶ 意思決定支援とアウトカム評価 81

❷ エンドオブライフ・ケアにおける専門職によるニーズ・ケア実施・
アウトカム評価の指標開発過程と関連する研究活動 85

❸ 独居者の在宅エンドオブライフ・ケアにおける看護師による
ニーズとアウトカム評価 90

❹ 在宅エンドオブライフ・ケア事例のニーズと
アウトカムの家族評価による家族にとっての有用性 95

❺ エンドオブライフ・ケアにおける家族と訪問看護師によるニーズ把握と
アウトカム評価の比較 99

❻ 在宅エンドオブライフ・ケアにおける緊急ニーズのケアと
アウトカム評価 104

■第5章■ ケアマネジメントや地域包括ケアにおけるアウトカム評価

❶ 在宅ケアにおけるケアマネジメントとアウトカム評価 115

❷ 地域包括ケアにおけるアウトカム評価 123

❸ 地域包括ケアにおける継続看護マネジメントとアウトカム評価 131

■第6章■ 在宅ケアの費用対効果と経営改善

❶ 在宅ケアのアウトカムと費用対効果分析 137

❷ 在宅ケアの質改善のためのアクションプランとアウトカム評価 144

❸ 在宅ケア事業所の経営改善のアクションプランとアウトカム評価 148

■第7章■ 国際的な在宅ケアのアウトカム評価の動向からみたわが国の課題

❶ アメリカ合衆国における在宅ケアアウトカム評価の
動向からみたわが国の課題 155

❷ 国際的な在宅ケアのアウトカム研究動向とわが国の課題 162

さくいん 171

■序　章■
在宅ケアにおけるアウトカム評価の視点と評価内容の概要

本章で学ぶこと

　利用者や家族についてのケアによるアウトカムとは何か，どのようなものがアウトカムといえるのか，アウトカムの変化はどのようにしてとらえるか，アウトカムはどのような種類があるのか，またできる限り費用を抑制して利用者や家族にとってアウトカムを高める費用（コスト）評価も重要であり，これらの基盤となる事項について述べる。

 在宅ケアにおけるアウトカム評価とは

　ケアにおける評価とは何らかの評価基準に照らして価値を決める。すなわち「値踏みをする」ことである。ここでいうアウトカム（outcome）評価とケアの質改善は，利用者にとってケア計画やケア実践が価値があるかどうか，すなわち「利用者のニーズを充足すること」「よりよい心身状態と生活状態をめざして改善する」，「事例の状態によっては状態を維持することがケアの目的になる場合もある。」また「利用者と家族のケア満足度を高める」ことである[1]。

　利用者の心身社会的健康と生活状態や条件，および要望を正確にとらえ，専門家の判断を加えたケアによって健康と生活状況の維持や改善度・悪化度を測るのがアウトカム評価である。心身社会的ニーズに合わせた内容と方法でケアの質を保証し，さらにニーズを短期間に高いレベルで改善していく。または悪化をできるだけ食い止め合併症の予防を含めたケアのために，よりよい方法を検討していく，これらの一連のアセスメント・ケア実施・アウトカム評価までの過程をケアの質管理という[2]。

　アウトカム評価とはより良いケアにより在宅ケアの質を改善するために在宅ケア利用者や家族へのケアの効果をできるだけ客観的にとらえることをめざして行う評価である。そのアウトカム評価視点と評価内容の概要について次節より述べる。

　アウトカム評価はケアによる効果として評価する項目をあらかじめ決めてお

き評価する。これらによって「ケアの効果を測定」「値踏みをする」ことを意味する。変化を評価するためにはできるだけ客観的な指標で変化がとらえやすい段階的評価が効果をとらえやすい。

② 在宅ケアのアセスメントとアウトカム評価

☐ アウトカム評価とアセスメント

ケア利用者のアウトカムを測定するにはアセスメントが重要な鍵となる。

ここでいうアウトカムとは「2時点，あるいはそれ以上の時点の間に生じる心身の健康状態・生活状態の変化，費用対効果」である。アウトカムは利用者の2時点での変化をとらえるものである。2時点の間隔は対象の特性とアウトカムとして何を見たいかによって期間を決める必要がある（**表序-1，序-2**）。

アメリカ合衆国では Peter W. Shaughnessy によって1995年に開発され出版された OASIS（Outcome-and Assessment Information）がある。ここではアセスメントに基づくアウトカム評価指標（死が予測される対象は改善が望めないので OASISでは使用不要とした）が全国の在宅ケア機関（Home Care Agency）で使用されている。

また，在宅ケアの事例のアセスメントを各事例について2か月，正確には60日ごとに繰り返して行うことが1999年に在宅ケアの大多数を占めるメディケア対象者（65歳以上の高齢者，）メディケイド対象者（低所得者）で義務化された。これは公的な医療保険であり，政府管轄の対象である。これを行わなければケア料金が支払われない。これらのデータは全国の在宅ケア機関から国で集約され，これによってケアの質を保証する方法がとられている。筆者はこの OASISの使用法について1999年に開発者の Peter W. Shaughnessy が所属するコロラド大学 Health Research Center で面談した。そして，OASIS の使用方法・分析方法・アクションプランを確認し，この手法の日本での使用許可を得た。

そして実際にわが国の7か所の訪問看護ステーションでアウトカム評価を試用し，わが国用に修正してアセスメントを繰り返す方法で OASIS を中心に日本で必要なアウトカムについてケアの質改善のためにアクションプランを立てケアを実施した。このことでわが国でもアウトカム改善がみられた。

在宅ケア機関のエンドオブライフの事例を除くすべての各事例について同一の項目を60日ごとに繰り返してアセスメントする。アウトカム結果は2回目のアセスメントから1回目を差し引いて各在宅ケア機関と全国平均値を棒グラフで対比させてアウトカム値として表示し在宅ケア機関にアウトカム結果が送信される。これによって各在宅ケア機関は全国の平均値に較べて自己在宅ケア機

序　章　在宅ケアにおけるアウトカム評価の視点と評価内容の概要

表序 - 1　在宅ケアにおけるアウトカム評価の内容（例示）

アウトカムは原則として利用者の2時点，あるいはそれ以上の時点の間での下記内容の変化である。ただしケア満足度についてはケアを受けた後のケアに対する評価としてケアのアウトカムに加えることができる。
1．健康状態の肯定的・否定的変化・変化なし 2．①ADL・IADL などの機能的・②認知的・③情緒的　④行動機能的な健康状態の変化 3．アウトカムは　①提供されたケア，②疾病と身体障害の自然経過，あるいは　③それら双方によって生ずる変化 4．利用者の①ケアに対する満足度と②ケアの効果による心身社会的ニーズへの効果の満足度 5．家族にとってのケアの満足度には次のものが含まれる 　　①利用者本人へのケアの内容や方法の効果による満足度　②指導による家族介護力向上 　　③介護負担軽減　④時間的ゆとりが出た　⑤指導や支援により安心感・先の見通しが持てる 6．費用（コスト）効果（費用対効果） 　　運営やケア提供方法の工夫によって利用者や家族にとって高いケア効果をもたらすためにできるだけ費用を抑制して低コストでケアを実施する方法を見出す

出所：OASIS を参考に筆者作成（2017年）．

表序 - 2　アウトカムでないもの（アウトカムと区別するもの）

1．アセスメント 2．退院時のような一時点の健康状態 3．利用者のケア目標 4．ケアプラン 5．クリニカルパスやケアマップ

出所：Shaughnessy, P. W. の考えに基づいて筆者作成（2017年）．

関のどの部分のアウトカム項目に問題があるかを把握し，各在宅ケア機関で問題が多いアウトカム項目（たとえば褥瘡の症状変化，IADL 自立度の変化など）を把握できる。各在宅ケア機関はアセスメントで事例の60日後の平均値が全国地よりも悪い状態，または良い状態（さらに良くするために特定のアウトカム項目を焦点にして向上させる場合もある）である項目について各在宅ケア機関はアクションプラン（Action Plan：行動計画）を立てて実施し，各事例のアセスメントを60日ごとに繰返し行ってアウトカムの向上を図る方式をとっている。

　各在宅ケア機関がアクションプランを立ててその期間の課題としてケアを実施し，各在宅機関の事例のアウトカムを高めることを目指す方法を制度として行っている。このデータは各在宅ケア機関のケア改善のために利用されることが最大の目的である。また国としては全国的な在宅事例の実態とアウトカム状況を政策において利用できる。

　在宅ケアのアウトカム指標は目的によって多様であるが，1例として，いくつかの視点をカバーするものとして**資料序 - 1**を示す。

資料序 - 1　在宅ケア利用者のアウトカム測定

利用者アウトカム／アセスメント項目（36項目）
　次のようなアセスメント項目を用いてアウトカムを測定する。項目ごとに回答があり，いずれも利用者の現状に最も近い回答を選択するようになっている。
Ⅰ．ADL に関する項目（日常生活動作）
　　1．障害老人の日常生活自立度（寝たきり度）　2．整容　3．上半身の更衣　4．下半身の更衣
　　5．入浴・身体の清潔　6．排泄　7．移乗　8．移動　9．食事　10．1日の飲水量
Ⅱ．IADL（手段的日常生活動作）に関する項目
　　1．電話の使い方　2．買い物　3．食事の支度　4．家事　5．洗濯　6．移動・外出
　　7．金銭の管理　8．冷暖房の管理　9．服薬
Ⅲ．精神能力に関する項目
　　1．意思疎通　2．判断力　3．意欲　4．徘徊行動
Ⅳ．症状に関する項目
　　1．尿失禁の有無　2．尿失禁の状態　3．転倒頻度　4．痛み　5．呼吸　6．褥瘡
　　7．創傷　8．皮膚の状態
Ⅴ．介護力に関する項目
　　1．身体的疲労／健康問題　2．精神的疲労　3．介護知識・介護技術　4．時間的余裕
　　5．介護継続の意志

出所：島内節，友安直子，内田陽子編（2002）：在宅ケア―アウトカム評価と質改善の方法―，26，医学書院．

わが国におけるアウトカム評価への留意点

　わが国においては家族と同居する割合が先進諸外国よりも多い。在宅の要介護状態や療養生活によって介護が必要になると，できる限り別居していた家族が同居しようとする。そのために①家族の介護負担や介護力（介護意欲・知識・技術・体力・時間的余裕）のアセスメントが必要となる。また病院・在宅ケア・施設ケアの時期やケアの場の選択を家族が行う割合も先進諸外国より高い。これらを考慮して家族介護のアセスメントも必要である。

　またわが国の在宅ケアの公的な制度には①介護保険制度と②医療保険制度があり，この一方または両方が利用されるので，これらの制度を上手に活用することを意図したアセスメントとアウトカム活用も重要である。ケアの場の移動や，サービスの種類や頻度の選択についてもわが国の制度上の制約や利用の権利に注目するとアセスメント項目またはアウトカムに影響しやすい社会的環境要因となりやすい。

序　章　在宅ケアにおけるアウトカム評価の視点と評価内容の概要

 在宅ケアのアウトカム評価に基づく
アクションプラン（行動計画）の立て方

◻ OBQI

　OBQI（Outcome-Based Quality Improvement）とはアウトカム評価にもとづく質改善のことをいう。そのシステムは図序 – 1に示しているように，1段階のアウトカム分析と2段階のアクションプランから構成される。

　本節では2段階のアクションプランを解説する。

◻ アクションプラン（行動計画）の目的とプロセス

　なぜ，アウトカムを評価するのか，それは自分たちの在宅ケアを改善することにある。アクションプランは改善を目指すケアを多職種にもわかるように行動レベルで表したものである。

　アクションプラン作成は，アウトカム分析（図序 – 1①②）をまとめたレポートをもとに，③課題とすべきアウトカム項目を選定し，④問題とすべきアウトカムに関連する現状のケアプロセスを分析，⑤アクションプランを作成，⑥アクションプランの実施を行ない，再び①に戻るというサイクルを繰り返しながらバージョンアップされる（図序 – 1）。

◻ アクションプランの記載内容

　資料序 – 2は英語版を翻訳し，わが国のケア担当者にもわかりやすく筆者ら

図序 – 1　OBQI

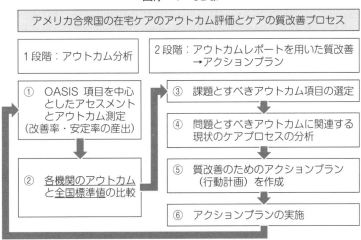

出所：島内節，友安直子，内田陽子編（2002）：在宅ケア―アウトカム評価と質改善の方法―，24，医学書院，24図 4 – 1を参考に筆者が改変．

5

資料序－2　アクションプランの例

Ａ訪問看護ステーション

① 質改善チームメンバー：内田・田中・久保（看護師），村山，（理学療法士）
② アウトカムレポート報告日　2015.9.14
　　アクションプラン立案日　2015.9.20
③ ターゲットアウトカムとプランの種類：服薬管理の改善プラン
④ 問題点または強化する点　#在宅独居利用者が多く，服薬管理できない
⑤ ベストな実践
・利用者の指先の動きや視覚，聴覚等の感覚機能，認知機能等を含め，服薬管理のアセスメントができる
・利用者に応じて，薬剤を管理するカレンダー式透明の薬剤袋を作成する
・服薬するべき薬剤が残っていないか他のサービスとも連携して残薬を確認する
・服薬整理と服用のための指先動作等を含むリハビリを行い，悪化を予防する
⑥アクションプラン

行動	開始日	終了日	責任者	モニタリング方法・頻度
１．服薬管理ができるかどうかの新しいアセスメント表を作成する	9／1	9／7	内田	・１ヵ月後に作成した表を確認
２．利用者全員に１を実施する	9／7	9／14	久保	・１週間後に結果をまとめる
３．既存のカレンダー式透明の薬剤袋を利用して，利用者に合わせて改良する	9／14	9／30	田中	・完成品を職員が確認する
４．２を利用者に実施し，訪問看護だけでなく他サービスの協力を得て残薬を確認する	10／1	10／14	田中	・毎日訪問しているヘルパーに確認してもらう
５．実際に服薬動作を含めた自宅での指先動作のリハビリを訪問時実施する。	9／1	10／30	村山	・１ヵ月後に手指の関節可動域及び服薬動作の実施状況を評価

出所：Shaughnessy, P. W., Crisler, K. S.（1995）：OUTCOME-BASED QUALITY IMPROVEMENT, NATIONAL ASSOCIATION FOR HOME CARE, 8-14, FIGURE8.3の形式を参考に筆者作成。

序　章　在宅ケアにおけるアウトカム評価の視点と評価内容の概要

が作成したアクションプラン例を提示する。プランには，以下の①から⑥まで
を記述し，メンバーで共有化する。

①　質改善メンバーの決定

アウトカムを高めるためのアクションプランを立案する場合，それを立案し，
実践するメンバーを定める。その機関に所属する職員でもよいし，多職種を入
れても構わない。しかし，原則的には当該機関内で行うものとする。

②　アウトカムレポート報告日とアクションプラン立案日

プラン立案の根拠となるアウトカム評価の結果はレポートとして，分析者か
ら，現場のメンバーに渡される。そのレポートの報告日，プラン立案日を記入
する。

③　ターゲットアウトカムとプランの種類の選択

次に焦点を定めるアウトカム項目を決める。自分の機関で低いアウトカムを
選択しても良いし，良さや強みをさらに高めるために高いアウトカムの項目を
選択しても良い。低いアウトカムを改善するプランは「改善プラン」，良いと
ころをさらに伸ばすのが「強化プラン」の 2 種類がある。通常は，一つアウト
カムを選択し，プランの種類も選ぶ。

④　問題点または強化する点の明確化

今，どんなことが問題なのか数点記載する。

⑤　ベストな実践

問題点および強化する点に対して，どのような実践が最良なのか，そのケア
行動を記述する。

⑥　アクションプラン

ベスト・プラクティス（最良の実践）を考慮し，自分たちが実践できることを
アクションプランの欄に記述する。そして，アクションプランはいつから開始
して，いつまでで終了するのか，誰が実践者で，誰が責任者かを明記する。さ
らに，モニタリング（計画通りに実践されているか，監視する）の方法と頻度も記
述する。これは計画倒れにならないように，プラン実践を促すためでもある。

以上プランを立案しアウトカムを高めるために，メンバーはプランを実践す
る。そしてその後，再びアウトカム評価をして，質改善のサイクルが回ってい
くことを目指している。これが，アウトカムに基づく質改善システム（Out-
come-Based Quality Improvement：OBQI）である。

☐ アクションプランの実施

プランが立案できたら，責任者がリーダーシップをとって実践を進めていく。
在宅ケアでは多職種，他サービスとの連携が必要なので，プランを共有化し，
実施，評価をすすめると効果的である。

現場では個々の利用者の居宅サービス計画書と重なる部分があるかと思うが，

7

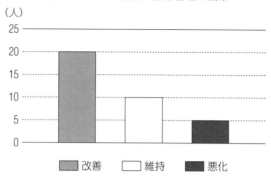

図序 - 2 プラン前後の服薬管理の結果

出所:筆者作成.

ここでのアクションプランは,自分達が所属する機関の利用者全員に対してアウトカムを高め,自分たちが行っているケアの改善が目的である。したがって,個々の計画書とは別に立てて,職員に目に付くように明示しておくことで実践効果をあげることができる。

そして,プラン実践前後のアウトカム評価を図に示すと効果が可視化でき,職員のやる気も高まる。(図序 - 2)

○ 注
(1) Shaughnessy, P. W., et al. (1998):Outcome-based quality improvement in health care: The OASIS indicators, Quality Management in Health Care, 7(1), pp. 58-67.
(2) 島内節 (2015):9章在宅ケアの評価・ケアの質保証と質管理,日本在宅ケア学会編,在宅ケア学の基本的考え方,197,ワールドプランニング.

○ 参考文献
島内節,友安直子,内田陽子編 (2002):在宅ケア―アウトカム評価と質改善の方法―,医学書院.
Shaughnessy, P. W., Crisler, K. S. (1995):Outcome-based quality improvement, national association for home care.

■第1章■
栄養と食事の自立を促す ケアとアウトカム評価

本章で学ぶこと

　栄養摂取と食事の自立を促すために，栄養摂取のために食事をどのように工夫するか，栄養バランスにより健康をどのように保持するかについて，述べていく。嚥下機能に障害を持つ事例についてその機能低下を予防し，肺炎予防および嚥下機能の向上により栄養摂取の向上を図るアセスメントとアウトカム評価方法を実例での分析に加えて述べる。

食事摂取と栄養バランスのケアとアウトカム評価

　　ここでは，在宅ケアの対象者に比較的多い食事摂取と栄養バランスの不良によって生じる病態とその栄養ケアとアウトカム評価について述べる。
　　高齢者に多い低栄養状態と脱水，骨粗鬆症，褥瘡は，特に栄養バランスを重視した食事に留意する必要があり，対象者と家族への自立的支援が必要となる。

🔲 高齢者の低栄養状態
① 病　態

　高齢者の低栄養状態（タンパク質・エネルギー低栄養状態 Protein Energy Malnutrition：PEM 血清アルブミン値3.5g／dℓ）は，在宅訪問を受けている高齢者の男性31.6％，女性34.7％の割合で存在したとの報告がある[1]。PEMは，日常生活動作（ADL）の低下，主観的健康感の低下，感染症や合併症の併発，入院日数や施設の滞在日数の延長，医療費の増大，再入院率の増加をもたらすことが明らかになっている[2]。
　　高齢者の低栄養状態の原因（表1-1）のような様々な要因がある。
低栄養状態が存在すると，サルコペニア（⑴筋肉量減少，⑵筋力低下，⑶身体機能の低下のうち，⑴に加え，⑵または⑶を併せもつ場合，サルコペニアと診断される）[3]につながり，活力低下，筋力低下，身体機能低下を誘導し，活動度，消費エネルギー量の減少，食欲低下をもたらし，低栄養状態を促進させるというフレイル

表1-1　高齢者の代表的な低栄養の要因

1. 社会的要因	4. 疾病要因
独居	臓器不全
介護力不足・	炎症・悪性腫瘍
ネグレクト	疼痛
孤独感	義歯など口腔内の問題
貧困	薬物副作用
	咀嚼・嚥下障害
2. 精神的心理的要因	日常生活動作障害
認知機能障害	消化管の問題
うつ	（下痢・便秘）
誤嚥・窒息の恐怖	
	5. その他
3. 加齢の関与	不適切な食形態の問題
嗅覚，味覚障害	栄養に関する誤認識
食欲低下	医療者の誤った指導

出所：葛谷雅文（2010）：低栄養，大内尉義，秋山弘
子編，新老年学第3版，579-590，東京大学出版会.

図1-1　フレイルティ・サイクル

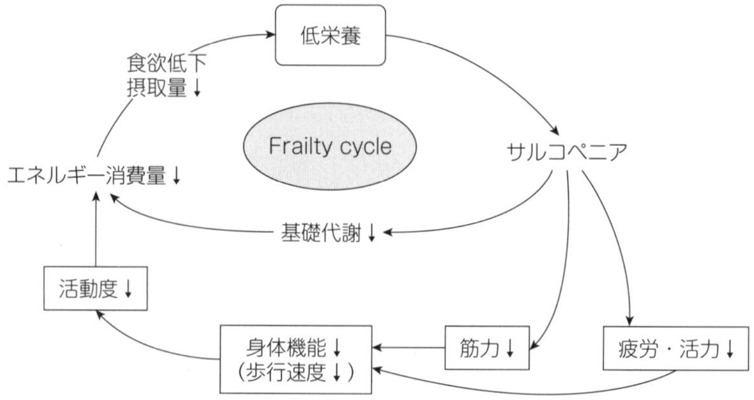

出所：佐々木敏，菱田明監修（2015）：フレイルティ及びサルコペニアと栄養の関連，
日本人の食事摂取基準，378，第一出版.

ティ・サイクル（図1-1）が作られる。たんぱく質摂取量が少ないことが3年
後の筋力の低下と関連し[4]，フレイルティの出現リスクが増加する[5]ことが明らか
となっている。以上から，たんぱく質の摂取を意識した食事を心がける必要が
ある。

②　PEMのアウトカム評価

　タンパク質栄養状態の指標として評価・判定されている血清アルブミン値が，
3.5g／dℓを下回ると，身体の貯留分である内臓タンパク質が減少し，2.8g／dℓ
を下回ると浮腫を引き起こすため，血清アルブミン値は，PEMの臨床診断，
治療の段階としての指標だけでなく，食事や栄養補助食品などの経口的な栄養
補給によって改善可能な段階として用いることができる。しかし，血清アルブ

第1章　栄養と食事の自立を促すケアとアウトカム評価

ミン値は脱水状態があると高値になりやすいことに留意しなければならない。

　また，要介護状態の対象となる在宅ケア現場で簡易栄養状態評価表（Mini Nutritional Assessment-Short Form：MNA®）（資料1-1）を用いて客観的に栄養スクリーニングを行うことの有用性[6]が明らかになっている。

　MNA® は，A：食事摂取量の問題，B：体重減少の問題，C：移動能力の問題，D：精神的なストレスや急性疾患の問題，E：認知症・うつの問題，F：BMI の問題の6項目からなる。

　以上から低栄養状態のスクリーニングを行うためには，在宅医療において定期的に血清アルブミン値を測定するとともに，在宅ケア現場では，日常のケアの中で，平常時の体重に対して，少なくとも1か月単位での体重測定を行う必要性がある。

　③　栄養ケア

　食事からエネルギーやたんぱく質を補給することは重要である。ただ，高齢者は，食事全体量が減少する傾向があることや，筋肉量が減少しやすいことから，できるだけ少量で高たんぱく質となる食品を摂取できるようにすることが望ましい。筋肉たんぱく質の合成を促すためにロイシンを始めとする必須アミノ酸が重要であると言われている[7]ため，毎食，必須アミノ酸が含まれている良質なたんぱく質を摂取するようにし，不足しがちな栄養素は栄養補助食品のようなサプリメントで補食するようにする。良質なたんぱく質は，牛乳・乳製品，卵，大豆製品，肉，魚であるが，肉は脂肪分を多く含んでいるか所もあるため，ヒレや胸など脂肪分の少ない場所を選ぶほうが望ましい。

高齢者の脱水

　脱水とは，種々の原因で，体内水分量が減少した状態をいう。

　①　病　態

　脱水の種類と症状は，以下のように3種類に分かれる。

・高張性脱水症（水欠乏性脱水症）：高齢者に多く見られる。経口からの水分摂取量の不足や，皮膚や肺からの不感蒸泄によって，Na 以上に水分が喪失した場合。高血糖の場合。Na＞150mEq／l

・低張性脱水症（食塩欠乏性脱水症）：下痢，嘔吐等の消化管からの流出，発汗などで体液が喪失し Na が喪失することによって生じる。Na＞125mEq／l

・混合性脱水症：水分と Na の両者の欠乏による。

　②　高齢者が脱水を起こしやすい理由

・高齢になると細胞内液量が減少し，体重あたりの水分量が減少する。

・腎機能が低下するため，水の再吸収能力の低下，尿濃縮力の低下により水分の喪失傾向となる。

・浸透圧調節系の低下により口渇中枢の感受性の低下する。

資料 1-1　MNA®

簡易栄養状態評価表
Mini Nutritional Assessment
MNA®

Nestlé NutritionInstitute

氏名：＿＿＿＿＿＿＿＿＿＿＿＿　　　　性別：＿＿＿＿＿＿＿＿＿＿＿＿

年齢：＿＿＿＿＿　体重：＿＿＿＿ kg　身長：＿＿＿＿ cm　調査日：＿＿＿＿

スクリーニング欄の□に適切な数値を記入し、それらを加算する。11 ポイント以下の場合、次のアセスメントに進み、総合評価値を算出する。

スクリーニング

A 過去 3 ヶ月間で食欲不振、消化器系の問題、
そしゃく・嚥下困難などで食事量が減少しましたか？
0＝ 著しい食事量の減少
1＝ 中等度の食事量の減少
2＝ 食事量の減少なし □

B 過去 3 ヶ月間で体重の減少がありましたか？
0＝3 kg 以上の減少
1＝わからない
2＝1～3 kg の減少
3＝体重減少なし □

C 自力で歩けますか？
0＝ 寝たきりまたは車椅子を常時使用
1＝ ベッドや車椅子を離れられるが、歩いて外出はできない
2＝ 自由に歩いて外出できる □

D 過去 3 ヶ月間で精神的ストレスや急性疾患を
経験しましたか？
0＝はい　2＝いいえ □

E 神経・精神的問題の有無
0＝ 強度認知症またはうつ状態
1＝ 中程度の認知症
2＝ 精神的問題なし □

F BMI 体重 (kg) ÷ [身長 (m)]²
0＝ BMI が 19 未満
1＝ BMI が 19 以上、 21 未満
2＝ BMI が 21 以上、 23 未満
3＝ BMI が 23 以上 □

スクリーニング値：小計 (最大：14 ポイント) □□

12-14 ポイント：　　　　　　栄養状態良好
8-11 ポイント：　　　　　　　低栄養のおそれあり (At risk)
0-7 ポイント：　　　　　　　　低栄養

「より詳細なアセスメントをご希望の方は、引き続き質問 G～R におすすみください。」

アセスメント

G 生活は自立していますか（施設入所や入院をしていない）
1＝ はい　0＝ いいえ □

H 1 日に 4 種類以上の処方薬を飲んでいる
0＝ はい　1＝ いいえ □

I 身体のどこかに押して痛いところ、または皮膚潰瘍がある
0＝ はい　1＝ いいえ □

J 1 日に何回食事を摂っていますか？
0＝1 回
1＝2 回
2＝3 回 □

K どんなたんぱく質を、どのくらい摂っていますか？
・乳製品（牛乳、チーズ、ヨーグルト）を毎日 1 品
以上摂取　　　　　　　　　　　はい □ いいえ □
・豆類または卵を毎週 2 品以上摂取　はい □ いいえ □
・肉類または魚を毎日摂取　　　　　はい □ いいえ □
0.0＝ はい、0～1 つ
0.5＝ はい、2 つ
1.0＝ はい、3 つ □.□

L 果物または野菜を毎日 2 品以上摂っていますか？
0＝いいえ　　1＝はい □

M 水分（水、ジュース、コーヒー、茶、牛乳など）を 1 日どのくらい
摂っていますか？
0.0＝ コップ 3 杯未満
0.5＝3 杯以上 5 杯未満
1.0＝5 杯以上 □.□

N 食事の状況
0＝ 介護なしでは食事不可能
1＝ 多少困難ではあるが自力で食事可能
2＝ 問題なく自力で食事可能 □

O 栄養状態の自己評価
0＝ 自分は低栄養だと思う
1＝ わからない
2＝ 問題ないと思う □

P 同年齢の人と比べて、自分の健康状態をどう思いますか？
0.0＝ 良くない
0.5＝ わからない
1.0＝ 同じ
2.0＝ 良い □.□

Q 上腕（利き腕ではない方）の中央の周囲長(cm)：MAC
0.0＝ 21cm 未満
0.5＝ 21cm 以上、22cm 未満
1.0＝ 22cm 以上 □.□

R ふくらはぎの周囲長 (cm)：CC
0＝ 31cm未満
1＝ 31cm 以上 □

評価値：小計（最大：16 ポイント） □□.□
スクリーニング値：小計（最大：14 ポイント） □□
総合評価値（最大：30 ポイント） □□.□

低栄養状態指標スコア

24～30 ポイント	□	栄養状態良好
17～23.5 ポイント	□	低栄養のおそれあり (At risk)
17 ポイント未満	□	低栄養

Ref.　Vellas B, Villars H, Abellan G, et al. *Overview of MNA® - Its History and Challenges.* J Nut Health Aging 2006; 10: 456-465.
Rubenstein LZ, Harker JO, Salva A, Guigoz Y, Vellas B. Screening for Undernutrition in Geriatric Practice: *Developing the Short-Form Mini Nutritional Assessment (MNA-SF).* J. Geront 2001; 56A: M366-377.
Guigoz Y. The Mini-Nutritional Assessment (MNA®) *Review of the Literature – What does it tell us?* J Nutr Health Aging 2006; 10: 466-487.
® Société des Produits Nestlé, S.A., Vevey, Switzerland, Trademark Owners
© Nestlé, 1994, Revision 2006. N67200 12/99 10M
さらに詳しい情報をお知りになりたい方は、
www.mna-elderly.com にアクセスしてください。

出所：ネスレニュートリション株式会社 Malnutritional Assessment-Short Form MNA®
（http://www.mna-elderly.com/forms/mini/mna_mini_japanese.pdf）（2016.6.10）.

第1章　栄養と食事の自立を促すケアとアウトカム評価

・日常生活の活動量の低下による食欲不振や，身体機能障害による活動性の低下に伴う水分摂取量が減少する。

・夜間の頻尿や失禁を心配して，意識的に水分摂取を控える。

　③　高齢者に多く見られる脱水を起こしやすい疾患

　高齢者に多く見られる脱水を起こしやすい疾患には，脳血管疾患・認知症，慢性肺疾患，糖尿病，高血圧・うっ血性心不全，嘔吐・下痢・発熱・発汗を伴う疾患があるため，特に注意深く観察をする必要がある。

　④　脱水のアウトカム評価

・軽度の脱水の症状：皮膚（脇の下）の乾燥，口腔粘膜の乾燥，皮膚緊張の低下，粘稠な唾液，口唇の乾燥，元気がない，舌の乾燥・亀裂。

・高張性脱水：血清ナトリウム値＞145mEq／l，血清浸透圧＞300mOsm／l，尿量減少，昏睡，筋力低下，脈拍・血圧変化なし。

・低張性脱水：血清ナトリウム値＜135mEq／l，血清浸透圧＜280mOsm／l，痙攣・脱力感・知覚障害，悪心・嘔吐，脈拍増加，低血圧。

　⑤　高齢者の脱水予防のための栄養ケア

　高齢者は，口渇が感じにくくなりやすいため，食間，運動・入浴後など発汗時に頻回に少量ずつの水分摂取を習慣にすることを，高齢者や家族・介護者に説明する。1日に1500ml／日の水分摂取を心がけ，いつでも水分摂取ができるように，外出するときや室内においても水分を摂れるように準備をしておく。

　⑥　脱水状態に対する栄養ケア

⑴経口摂取による水分・電解質の補給

・経口摂取を積極的に促す：本人の嗜好を重視し飲みやすい飲料を選択する。

・摂取する時間帯を工夫する。食事に影響しない時間帯に工夫する。

・発汗や下痢等の体液が不足している状況の場合には，イオン飲料を選択する。

・嚥下困難（液体でむせる）がある場合は，とろみをつけた水分を摂取できるようにする。

⑵輸液の管理

　体液欠乏量を把握し，バイタルサインや，全身状態を医師へ報告する。医師からの輸液内容，量等の指示を確認する。急速な輸液注入速度は，心臓への負担となるため留意する。尿量，循環動態の観察を行う。

□ 骨粗鬆症

　①　病　態

　全身性の疾患で「骨強度の低下を特徴とし，骨折のリスクが増大しやすくなる骨格疾患」と定義されている[8]。骨強度は，骨密度（骨の単位面積あるいは，単位体積あたりの骨塩量）と骨質により規定される。

　症状は，骨量減少および骨折，それに伴う腰背部痛である。骨折が起こる主

表1-2 原発性骨粗鬆症の診断基準（2000年度改訂版）

	骨密度値	脊椎X線像での骨粗鬆化
Ⅰ．脆弱性骨折あり		
Ⅱ．脆弱性骨折なし		
正常	YAMの80%以上	なし
骨量減少	YAMの70〜80%	疑いあり
骨粗鬆症	YAMの70%未満	あり

注：YAM：若年成人平均値（20-44歳）.
出所：日本褥瘡学会 学術委員会ガイドライン改訂委員会
（2012）：褥瘡予防・管理ガイドライン（第3版）（http://
minds.jcqhc.or.jp/n/med/4/med0036/G0000509/0114）
（2016.6.10）.

な部位は，脊椎，大腿骨頚部，橈骨遠位端，上腕骨近位部である。胸椎・腰椎における骨粗鬆症では圧迫骨折による急性腰背部痛，変形，慢性腰背部痛などが見られるが，無症状もある。

② 骨粗鬆症のアウトカム評価

WHOでは，一般人口における骨密度値と骨折発生率との関連性に基づいた骨粗鬆症の診断カテゴリー（基準）として「正常，低骨量状態（骨減少），骨粗鬆症，重症骨粗鬆症」を示したが，わが国では，骨粗鬆症が骨折リスクを増大させ，脆弱性骨折のある例では，骨折リスクが高いという事実を重視し，脆弱性骨折のある場合とない場合の2つのカテゴリーに分けて基準を設けた（表1-2）。

③ 骨粗鬆症の栄養ケア

骨粗鬆症予防の三大原則は，「食事（カルシウムの摂取）」「運動」「日光浴」は治療においても必須であり，初期の骨量減少の場合では，骨量の増加が期待できる[9]。

骨粗鬆症の治療のためには，カルシウムとビタミンD，ビタミンKの摂取が重要である。骨粗鬆症の治療のためには，1日700-800mgのカルシウム摂取が進められる[10]。カルシウムは，牛乳・乳製品，小魚，緑黄色野菜，大豆・大豆製品に多く含まれている。サプリメントやカルシウム薬として1日に500mg以上は摂取しないように注意する必要がある[11]。

ビタミンDは，魚やきのこ類に多く含まれているため積極的に摂取するのがよい。特にビタミンDは，食事のほかに紫外線に当たることで皮下にあるプロビタミンDからも合成されるので，1日15分程度の適度な日光浴が必要である。

ビタミンKは，緑葉の野菜，納豆に多く含まれている。その他は，たんぱく質やエネルギー摂取が不足しないようにすること，カフェイン，ナトリウムは過剰摂取にならないように注意する。

第 1 章　栄養と食事の自立を促すケアとアウトカム評価

❏ 褥　瘡

①　病　態

褥瘡とは，身体に加わった外力（体圧）である「圧力」と「ずれ」により，骨と皮膚表層の軟部組織の血行が低下・停止され，その状態が一定時間持続することで組織が不可逆的に阻血性障害に陥った状態をいう。

褥瘡発生部位は，骨突出が多い仙骨部，踵骨部，尾骨部をはじめ，腸骨部，大転子部，後頭部，肩甲部，肘頭部などがある。

②　褥瘡のアウトカム評価

褥瘡発生のリスク要因は，圧迫，湿潤，摩擦・ずれ，不潔，低栄養の 5 つとされる。中でも，圧迫の原因である自力での体位変換が不可能であることと，低栄養状態の血清アルブミン値が3.5g／dℓ以下になることが最大のリスク要因である。

褥瘡の深達度分類は，国際的には米国褥瘡諮問委員会（NPUAP）のステージ分類2007年版，ヨーロッパ褥瘡諮問委員会（EPUAP）のグレード分類が使用されている。日本では，日本褥瘡学会の DWSIGN-R® 2008年改訂版を使用している。

③　褥瘡の栄養ケア

褥瘡予防には，血清アルブミン値，体重減少率や食事摂取量，SGA（主観的包括的栄養評価）（**資料 1 - 2**）や高齢者には MNA®，などを指標として低栄養状態を早期に把握する。

褥瘡治療の場合には，褥瘡治療のための必要エネルギーとして，基礎エネルギー消費量（BEE）の1.5倍以上を補給するようにする。また必要量に見合ったたんぱく質も補給する必要がある。

エネルギー25〜35kcal／kg／日，たんぱく質1.1〜1.2／kg／日，水分25〜30ml／kg／日とし，高エネルギー・高タンパク質のサプリメントも有効である。

創傷治癒過程では，その段階によって必要な栄養素が異なる。

炎症期や滲出期は，炭水化物が不足すると白血球機能が低下することから免疫能低下となり，さらにたんぱく質不足になり炎症期が延長することとなるため，十分なエネルギー・たんぱく質（経口の場合は，90 g／日まで）の摂取が必要である。

肉芽形成期には，たんぱく質・亜鉛が不足すると繊維芽細胞機能の低下が起こる。銅・ビタミンA・ビタミンCが不足するとコラーゲン合成機能が低下する。そのため，エネルギー・たんぱく質摂取とアルギニン・亜鉛・ビタミンCを強化する必要がある。

創の収縮・成熟期にカルシウムが不足するとコラーゲン再構築不全，亜鉛やビタミンAの不足では上皮形成不全となる。カルシウム・ビタミンAの強化が必要である。

資料1-2　SGAの評価項目と栄養状態評価

A）患者の病歴から得られる状態

1．体重の変化

　　　　過去6カ月間の体重減少 _____ kg　　減少率 _____％

　　　　過去2カ月間の変化　　□増加　　□変化なし　　□減少 kg

2．食物摂取の状態

　　　　□変化なし　　　□変化あり

　　　　変化の期間　　　　　週

　　　　摂取可能なもの　□固形食　　□完全液体食　　□水分　　□食べられない

3．消化器症状

　　　　□なし　　□悪心　　□嘔吐　　□下痢　　□食欲不振　　□その他

4．機能状態

　　　　□あり　　□なし

　　　　持続期間 _____週

　　　　タイプ　□日常生活可能　　□歩行可能　　□寝たきり

5．疾患および栄養必要量との関連（疾患による代謝ストレス）

　　　　初期診断

　　　　代謝需要（ストレス）　□なし　　□軽度　　□中等度　　□高度

B）身体所見

　　　　皮下脂肪の減少（三頭筋，胸部）

　　　　骨格筋の減少（四頭筋，三角筋）

　　　　下腿浮腫

　　　　仙骨部浮腫

　　　　腹水

主観的包括的評価

　　　　□栄養状態良好　　□中等度の栄養不良　　□高度の栄養不良

出所：雨海照洋監修，葛谷雅文他編集（2011）：高齢者の栄養スクリーニングツール MNA ガイドブック，2．高齢者の栄養スクリーニングツール，21，医歯薬出版．

　　　褥瘡治療では，チームによる褥瘡専門職種のコンサルテーションを受けるようにするのが望ましい。

第1章　栄養と食事の自立を促すケアとアウトカム評価

摂食嚥下機能障害者の退院に向けた食事の自立を促すケアとアウトカム評価

◻ ケアとアウトカム評価の目的

　わが国は，高齢化率26％の超高齢社会となった(13)。2011年，肺炎での死因数は約12万人と脳血管疾患を抜いて3位であり，，特に75歳以上で増加し続けている(14)。摂食嚥下機能障害は，窒息，誤嚥性肺炎，低栄養，脱水など生命を脅かし，食べる楽しみが奪い，生活の質に大きく影響する。現在加齢やさまざまな疾患から，摂食嚥下機能障害者は増加している(15)。そのため適切な嚥下機能評価と訓練・ケアは重要となる。

　摂食嚥下機能障害とは，食物の認識をする（先行期），嚥下準備のために咀嚼し食塊形成をする（口腔準備期），舌の運動によって食塊を咽頭方向に送り込む（口腔期），それが咽頭粘膜の感覚受容体から感覚入力されて嚥下反射が惹起され，食塊が咽頭を通過して食道入口部に送り込まれる（咽頭期），食道に入った食塊が蠕動運動によって胃に送り込まれる（食道期）のいずれかに機能障害をきたしたときをいう(16)。

　おいしいものを食べ，飲み，味わうことは人生の大きな喜びであり，健康へのバロメーターとなる。また経口摂取することで栄養摂取だけにとどまらず消化管の動きを活発にし，体力回復，脳の活性を促す。摂食嚥下機能障害のため食べることに問題があっても，口から食べ続けられるよう食べる力の維持・改善をはかるための訓練とケアが必要となる。

　本節では，安全に自立して食事が取れること，自立しないまでも自立に向けて改善することを目的に，摂食嚥下機能を高め，それが継続できることをめざす。そのため食べる能力向上のために嚥下機能のアウトカム評価により，摂食嚥下機能障害者に質の高い訓練とケアを実施する。

◻ アセスメントとアウトカム評価表と機能訓練・ケア表の内容

　在宅では，嚥下評価のための嚥下内視鏡検査などが行われるようになっているが，まだ普及はされていない。そこで訪問看護師や在宅サービス提供者（リハビリテーション担当の職員や介護職員）でも容易に評価できる，「どのくらい経口摂取ができるのか」という基準の摂食嚥下能力レベルに注目したアウトカム評価表を作成した。

　「摂食嚥下機能障害者の退院に向けた食事の自立を促すアセスメントとアウトカム評価」の内容は，下記の既存の評価を選択し使用した。摂食嚥下機能評価，食事，口腔機能，摂食機能訓練の評価のために，①摂食嚥下障害の評価

17

資料1-3　摂食嚥下機能障害者の退院に向けた食事の自立を促すアセスメントとアウトカム評価

●嚥下機能と食事について近い①状態の評価の番号を②，③に記入し，状態の変化を④アウトカムとして○を1つ記入してください。

中項目	①状態の評価		②月日	③月日	④アウトカム
診断名	1：脳卒中　2：呼吸器疾患　3：胃腸疾患　4：食道疾患　5：パーキンソン病　6：その他				
食べる意欲 注1)	1：促しや援助を行っても、まったく食べたがらない	提供されたものをまったく食べない			改善 維持 悪化
	2：促しや援助で、少し食べる	提供されたものを25%以下食べる			
	3：促しや援助で、半分程度食べる もしくは時間や日によって変動がある	提供されたものを50%程度食べる もしくは好物は食べる			
	4：促しや援助で、概ね食べる	提供されたものを80%程度食べる もしくは好物は食べる もしくは時間や日によって変動がある			
	5：介助・自力摂取にかかわらず自ら食べようとする、 もしくは食べたいと意思表示する	もしくは時間や日によって変動がある 提供されたものを全部食べる もしくは食べたいと意思表示する			
口腔 口腔機能 注2)	口腔の衛生状態	1：不良 2：不十分 3：良好			改善 維持 悪化
	口腔乾燥	1：あり 2：なし			
摂取姿勢・耐久性 注1)		1：ベッド上での食事姿勢保持が困難 2：リクライニング車椅子での食事姿勢保持が困難 3：リクライニング車椅子での食事姿勢保持が一部介助で可能 4：スタンダード車椅子での食事保持が軽度の補助で可能 5：車椅子での食事保持が可能			改善 維持 悪化
食事形態 注1) ※ 経管栄養のみ：0 　経管栄養+経口：1〜5		0：絶食 1：ゼリー 2：ペースト食 3：咀嚼食 4：おかゆ 5：普通食			改善 維持 悪化
摂食・嚥下能力グレード 注3)	Ⅰ重症 経口不可	1　嚥下困難または不能、嚥下訓練適応なし 2　基礎的嚥下訓練だけの適応あり 3　条件が整えば誤嚥は減り、摂食訓練が可能			改善 維持 悪化
	Ⅱ中等症 経口と補助栄養	4　楽しみとしての摂食は可能 5　一部（1−2食）経口摂取 6　3食経口摂取プラス			
	Ⅲ軽症 経口のみ	7　嚥下食で、3食とも経口摂取 8　特別に嚥下しにくい食品を除き、3食経口摂取 9　常食の経口摂取可能、臨床的観察と指導を要する			
	Ⅳ正常	10　正常の摂食・嚥下能力			

出所：注1）小山珠美（2015）：口から食べる幸せをサポートする包括的スキル─KTバランスチャートの活用と支援─，17，医学書院をもとに筆者作成.
　　　注2）日本摂食嚥下リハビリテーション学会 医療検討委員会（2015）：摂食嚥下障害の評価〔簡易版〕をもとに筆者作成.
　　　注3）日本摂食嚥下リハビリテーション学会（2013）：第3分野摂食嚥下障害の評価，98，100，医歯薬出版. をもとに筆者作成.

〔簡易版〕2015改訂[17]，②KTバランスチャート評価基準一覧[18]，③摂食・嚥下能力グレードで構成した。その評価項目を**資料1-3**に示す。

① 摂食嚥下障害の評価〔簡易版〕2015改訂[19]

日本摂食嚥下リハビリテーション学会医療検討委員会が2011年に摂食嚥下障害の評価簡易版を改定したものである。評価項目と内容は，日本摂食嚥下リハビリテーション学会の認定士レベルを想定しており，使用する項目は，ケアに関わるすべての看護師が活用できる内容として，原因疾患／基礎疾患，口腔内機能，口腔内の衛生状態を含めた。

第1章　栄養と食事の自立を促すケアとアウトカム評価

② 　KTバランスチャート評価基準一覧[20]

在宅でのサービス提供者，家族でも評価できる食べる意欲，姿勢，姿勢の保持（耐久性），食事形態の項目とした。

③ 　摂食・嚥下能力グレード

現在食べている状態をそのまま評価する尺度である。普段の食べ方，食べている内容から簡単にゴール設定，ケアの効果を判定することができる。摂食・嚥下能力グレードは信頼性と妥当性が検証されている。

また，以上①〜③とは別に以下もある。

④ 　機能訓練のまとめ[21]

日本摂食嚥下リハビリテーション学会医療検討委員会が作成し，基礎訓練，摂食訓練のマニュアルとなっている。内容としては，在宅で誰でもケアができ，機能訓練できる，口腔ケア，口周辺マッサージ，アイスマッサージ，嚥下体操とした。ケア・機能訓練の目的，内容は（資料1-4）のとおりである。[22]

摂食嚥下評価によるアウトカム評価表の使用方法

アウトカム評価は，摂食嚥下機能・食事摂取状況について，在宅ケアでかかわる訪問看護師，訪問ヘルパー，デイサービス職員，ショートステイ職員などのケア提供者や家族が使用するものである。

測定方法は，ケア項目に従って利用者の状態に該当する回答番号を選択し記入する。アウトカム効果の欄には患者に該当する評価項目に丸を記入する。

① 　摂食嚥下障害の評価〔簡易版〕2015改訂の使用法

原因疾患／基礎疾患は，嚥下障害の原因となりうる可能性のある疾患名を該当するものからを選び，その他は具体的に記入する。口腔機能では義歯有無や適合，口腔の衛生状態の項目は事例に近いものを選び記載する。

② 　KTバランスチャート評価基準の使用法

食べる意欲・摂取姿勢・耐久性，食事形態は，事例に近いものから選び記入する。食事形態は経管栄養のみは「0：絶食」とし経管栄養と経口摂取をしている場合は，経口摂取している食事形態を記入する。

③ 　摂食・嚥下能力グレード

摂食・嚥下能力グレードはグレード1が最重症，10が正常である。グレード1から3は食事としての経口摂取は不可であり，グレード4は楽しみとしての経口摂取，グレード5以上で初めて1日1食以上の経口摂取が可能になると判断する。これらの10段階により事例に近い状態のものを選び記入する。

④ 　口腔ケアと機能訓練日程表

口腔ケアと機能訓練項目を資料1-5に示した。

口腔ケアと機能訓練日程表を毎日使用し，実施した回数を記入する。

資料1-4　機能訓練・ケアの目的と内容

項　目		目　的	内　容
①口腔ケア		口腔内の清潔を保つ	細菌除去，口の周りの刺激，ケア
②口周辺マッサージ		筋肉の緊張をとることで口を開口しやすくなる 唾液腺に刺激を与えることで，唾液の分泌を整える	口の周りの皮膚やあご，あごの下の皮膚をやさしくマッサージをする
③アイスマッサージ		嚥下反射が起こりやすい状態をつくり「ごくん」と飲み込み動作ができるようにする 誤嚥・窒息を予防する	のどや舌の奥に冷たい綿棒を差し込み，軽くマッサージをする
④嚥下体操	深呼吸	食べるために使う筋肉をほぐしたり，鍛えたりする 呼吸法や発声法の訓練を習慣化させる	鼻からゆっくり息を吸う。おなかをふくらませるように深く吸い込む 口をすぼめてゆっくり息を吐く。おなかをへこませるようにして吐ききる
	首の体操		首を左右に傾ける，顔尾を左右に向ける，ゆっくり首を回す
	肩の体操		肩をすくめるように持ち上げる，力を抜いて肩を下す
	上体の体操		力を抜いて，上体を左右にゆっくり倒す
	ほほの体操		口をとじたまま，ほほを膨らませたりへこませたりする。2～3回繰り返す
	舌の体操		口を大きく開いて舌を出したり，ひっこめたりする。2～3回繰り返す。次に舌先を左右に動かす。2～3回繰り返す。最後に強く息を吸って止め，3つ数えてから吐き出す。
	おでこの体操		おでこに片手の手を当て，頭でその手を強く押す。
	発声訓練		「パパパ，ララ，カカカ」あるいは「パラカ」とゆっくり5回，次に早口で5回唱える

出所：①，②，③は日本摂食嚥下リハビリテーション学会医療検討委（2014）：訓練法のまとめ（2014年版），
　　　日摂食嚥下リハ会誌，18(1)．④は，藤島一郎（2014）：嚥下障害のことがよくわかる本，43-55，講談社.

◯アセスメントとアウトカム評価項目の使用によるケアの評価の結果

　入院した患者のうち摂食・嚥下機能障害と診断された事例のカルテ記録から，摂食・嚥下機能評価，食事，摂食機能療法の評価を行った[23]。調査内容は，摂食嚥下機能障害者の退院に向けた食事の自立促す訓練・ケア（摂食嚥下機能訓練）とアウトカム評価である。摂食嚥下障害機能訓練は，食べるために必要な機能を改善・維持するための訓練であり，アウトカムは摂食嚥下機能の程度を評価するものである。

第1章　栄養と食事の自立を促すケアとアウトカム評価

資料1-5　口腔ケアと機能訓練

☆　毎日回数を記入してください

月　日	月　日	月　日	月　日	月　日	月　日
①口腔ケア					
②口周辺マッサージ					
③アイスマッサージ					
④嚥下体操　深呼吸					
首の体操					
肩の体操					
上体の体操					
頬の体操					
舌の体操					
おでこの体操					
発声訓練					
実施者					

出所：資料1-4と同じ.

　以下，2015年1月1日から2016年6月30日までにA病院に誤嚥性肺炎で入院し，歯科口腔外科医に嚥下評価により摂食嚥下障害患者と診断された77名の結果をみていく。

　摂食嚥下障害患者の77名の平均年齢は86.88±8.07歳，平均入院期間57.73±51.51日，性別は女性49名（63.6％）で女性が多い。診断名は，脳血管疾患が33事例（42.9％），呼吸器疾患36事例（46.8％），パーキンソン病6事例（7.8％）である。

　摂食嚥下機能に影響する状態の入院時と退院時の比較を表1-3に示す。摂食嚥下機能障害者の食べる意欲，口腔機能，食事の摂取姿勢と耐久性，食事形態が入院時と退院時で比較すると退院時に有意に改善した（p＜0.003）。

　入院時と退院時の摂食嚥下機能グレードを表1-4に示す。摂食嚥下機能グレードを入院時と退院時で比較すると退院時に有意に改善した（p＜0.0001）。

　摂食嚥下能力グレードによる入院時と退院時の摂食嚥下機能を比較し，62名（80.5％）が改善した。77名の年齢，診断名，入退院時の摂食嚥下能力グレード値とその変化，ケア・訓練内容を表1-5に示した。

　ケア・訓練内容は，77名が口腔ケアを実施し，さらに口周辺マッサージ，または，アイスマッサージを実施していた。

❑ 摂食嚥下のケアとアウトカム評価

　疾患や加齢から生じる摂食嚥下機能障害は，適切な方法でケアや機能訓練を実施し，機能回復を促していくことが必要である。

表1-3　摂食嚥下機能に影響する状態の入院時と退院時の比較

n＝77

項目		入院時		退院時		p値[a]
		人数	%	人数	%	
食べる意欲と摂取量	全量摂取	4	5.2	22	28.6	0.0001
	80%摂取	6	7.8	26	33.8	
	半分摂取	12	15.6	15	19.5	
	25%摂取	18	23.4	10	13.0	
	食べないか絶食	37	48.1	4	5.2	
口腔・口腔機能 口腔衛生	良好	6	7.8	15	19.5	0.0001
	不十分	27	35.1	51	66.2	
	不良	44	57.1	11	14.3	
乾燥	あり	63	81.8	49	63.6	0.003
	なし	14	18.2	28	36.4	
姿勢・耐久性	保持可	8	10.4	24	31.2	0.0001
	車いす保持	5	6.5	13	16.9	
	保持一部介助	10	13.0	18	23.4	
	保持全介助	10	13.0	13	16.9	
	困難	44	57.1	9	11.7	
食形態	普通食	0	0.0	6	7.8	0.0001
	おかゆ	5	6.5	15	19.5	
	咀嚼食	2	2.6	14	18.2	
	ペースト食	15	19.5	31	40.3	
	ゼリー	13	16.9	8	10.4	
	絶食	42	54.5	3	3.9	

注：a Wilcoxon の符号付き順位検定.
出所：日本摂食嚥下リハビリテーション学会（2013）：第3分野摂食嚥下障害の評価，102，医歯薬出版.

表1-4　入院時と退院時の摂食嚥下能力グレード

n＝77

項目		レベル	入院時		退院時		p値
			人数	%	人数	%	
＊藤島式グレード	正常	10			2	2.6	0.0001[a]
	Ⅲ軽症 経口のみ	9	1	1.3	8	10.4	
		8	3	3.9	18	23.4	
		7	5	6.5	10	13.0	
	Ⅱ中等症 経口と補助栄養	6	3	3.9	5	6.5	
		5	6	7.8	8	10.4	
		4	6	7.8	7	9.1	
	Ⅰ重症 経口不可	3	9	11.7	7	9.1	
		2	11	14.3	6	7.8	
		1	33	42.9	6	7.8	

注：a Wilcoxon の符号付き順位検定.
出所：日本摂食嚥下リハビリテーション学会（2013）：第3分野摂食嚥下障害の評価，102，医歯薬出版.

第1章　栄養と食事の自立を促すケアとアウトカム評価

表1-5　嚥下機能の改善者（「改善群」（n＝62））のケアの内容

番号	年齢	診断名	摂食嚥下能力グレード		レベルの変化	ケアの内容　［実施ケア：○］			
			入院時レベル	退院時レベル		口腔ケア	周囲筋マッサージ	アイスマッサージ	嚥下体操
1	99	呼吸器疾患	重症 3	中等症 5	2	○	○	○	○
2	83	脳血管疾患	重症 1	中等症 2	1	○	○	○	○
3	80	脳血管疾患	重症 3	軽症 4	1	○	○	○	○
4	83	脳血管疾患	重症 3	中等症 6	3	○	○	○	
5	73	脳血管疾患	重症 1	中等症 3	3	○	○	○	
6	78	呼吸器疾患	重症 2	重症 3	1	○	○	○	
7	80	脳血管疾患	重症 2	中等症 7	5	○	○	○	
8	89	呼吸器疾患	重症 1	軽症 9	8	○	○	○	
9	79	脳血管疾患	重症 3	軽症 6	3	○	○	○	
10	72	脳血管疾患	重症 1	軽症 8	7	○	○	○	○
11	91	呼吸器疾患	重症 1	軽症 8	7	○	○	○	
12	96	呼吸器疾患	重症 1	軽症 8	7	○	○	○	
13	82	脳血管疾患	重症 3	軽症 9	6	○	○	○	○
14	86	呼吸器疾患	重症 1	軽症 3	2	○	○	○	
15	89	脳血管疾患	重症 1	軽症 9	8	○	○	○	○
16	83	パーキンソン	重症 2	重症 4	2	○	○	○	
17	100	脳血管疾患	重症 1	重症 2	1	○	○	○	
18	93	脳血管疾患	重症 1	中等症 2	3	○	○	○	
19	81	脳血管疾患	重症 1	中等症 6	5	○	○	○	
20	91	呼吸器疾患	重症 1	中等症 8	7	○	○	○	
21	83	呼吸器疾患	重症 2	中等症 4	2	○	○	○	
22	86	呼吸器疾患	重症 2	中等症 5	3	○	○	○	
23	78	呼吸器疾患	重症 3	中等症 4	1	○	○	○	
24	74	呼吸器疾患	重症 1	軽症 7	6	○	○	○	
25	86	パーキンソン	重症 1	軽症 7	6	○	○	○	
26	87	脳血管疾患	重症 1	中等症 5	4	○	○	○	
27	90	脳血管疾患	重症 1	重症 3	2	○	○	○	
28	93	脳血管疾患	重症 1	重症 6	5	○	○	○	
29	73	脳血管疾患	重症 3	重症 5	2	○		○	
30	86	呼吸器疾患	重症 1	重症 7	6	○		○	○
31	86	呼吸器疾患	重症 1	中等症 7	6	○		○	
32	90	脳血管疾患	重症 1	重症 2	1	○		○	
33	96	呼吸器疾患	重症 1	中等症 8	7	○		○	
34	93	てんかん	重症 1	軽症 8	7	○		○	
35	88	呼吸器疾患	重症 1	軽症 7	6	○		○	
36	68	脳血管疾患	重症 3	軽症 8	5	○		○	
37	90	呼吸器疾患	重症 1	重症 2	1	○		○	
38	94	脳血管疾患	重症 1	中等症 5	4	○	○		
39	79	呼吸器疾患	重症 2	中等症 9	7	○	○		
40	88	脳血管疾患	重症 1	正常 10	9	○	○		
41	85	脳血管疾患	重症 1	重症 2	1	○			
42	67	パーキンソン	重症 2	重症 3	1	○			
43	97	脳血管疾患	重症 1	中等症 4	3	○			
44	78	脳血管疾患	重症 2	軽症 9	7	○			
45	87	呼吸器疾患	重症 1	軽症 8	7	○			
46	96	脳血管疾患	重症 2	軽症 7	5	○			
47	85	呼吸器疾患	中等症 5	中等症 6	1	○	○	○	○
48	83	パーキンソン	中等症 4	軽症 9	5	○	○	○	
49	72	脳血管疾患	中等症 4	軽症 8	4	○	○	○	
50	98	呼吸器疾患	中等症 4	軽症 8	4	○	○	○	○
51	92	脳血管疾患	中等症 4	軽症 8	4	○	○	○	
52	83	呼吸器疾患	中等症 5	軽症 8	3	○	○	○	
53	91	呼吸器疾患	中等症 4	軽症 8	4	○	○	○	
54	91	呼吸器疾患	中等症 5	正常 10	5	○		○	
55	96	呼吸器疾患	中等症 5	軽症 8	3	○		○	
56	97	呼吸器疾患	中等症 5	軽症 9	4	○		○	
57	94	呼吸器疾患	中等症 6	軽症 8	2	○		○	
58	93	呼吸器疾患	中等症 6	軽症 7	1	○			
59	97	呼吸器疾患	軽症 6	軽症 9	2	○	○	○	
60	80	脳血管疾患	軽症 7	軽症 8	1	○	○		
61	98	てんかん	軽症 7	軽症 8	1	○		○	
62	95	呼吸器疾患	軽症 7	軽症 8	1	○			

出所：楳田恵子他（2016）：フランスベッド・メディカルホームケア研究・助成財団第27回研究助成・事業助成・ボランティア活動助成報告書，173-193より筆者作成．

摂食嚥下機能障害者のケアでは，口腔ケア，口腔周囲筋マッサージの基本訓練を毎日行うことで摂取嚥下機能が改善すると報告されており，筆者が行った調査でも同様な結果が得られた。

在宅での「食事の自立」は，生活自立を支えることにつながる。在宅では，個別性を踏まえて，特別なケアを実施することができる。たとえば，好みの食品で嚥下訓練を行う，個々のレベルに合った食器・自助具の工夫や食事時間にその人の好む音楽を流したりして環境を整えることができる。そのことが，「食べたい」という気持ちを促し，ADLを拡大していくことにつながる。

アウトカム評価を定期的に行うことは，摂食嚥下機能レベルでの食事形態の見直し，口腔ケア技術・ケア回数の検討，食事時の姿勢，耐久性の評価となり，悪化していればリハビリ介入の指標となる。

「摂食嚥下機能障害者の退院に向けた食事の自立を促すアセスメントとアウトカム評価」を使用することにより，訪問看護師はもちろん，家族，介護福祉士（訪問介護員等），デイサービス職員などが，食事の状況や状態がより理解しやすく，さらに，実践したケア・訓練を評価し，共有することができる。さらに，療養者の「食べたい」気持ちを尊重し，安全に食事ができるよう支援することができる。

ケアや機能訓練を実施し，食事形態が絶食から，ペースト食，咀嚼食へと進み，日常生活能力の活動が改善することにより，本人，家族の食事への意欲やサービス提供者のケアの質も向上する。「食べたい」という気持ちを支え意欲を高めるためには，的確に摂食嚥下機能を評価し，食事が安全にできる環境や個別性を踏まえた質の高いケアを実施することが求められる。

◯ 注

(1) 杉山みち子（2005）：2章タンパク質・エネルギー低栄養状態，細谷憲政監修，臨床栄養実践活動シリーズ1，高齢者の栄養管理，6，日本医療企画.

(2) 杉山みち子（2003）：高齢者の栄養管理サービス，細谷憲政監修，栄養緑書—これでいいのか日本の栄養問題—，139-152，日本企画.

(3) Cruz-Jentoft, A. J., Baeyens, J. P., Bauer, J. M., et al. European Woking Group on Sarcopenia in Older People Salcopenia（2010）：European consensus on definition and diagnosis, Report of the European Working Group on Sarcopenia in Older People, Age Aging, 39, 412-423.

(4) Bartali, B., Frongillo, E. A., Stipanuk M. H., et al.（2012）：Protein intake and musle strength in olderpersons：does inflammation matter? J Am Geratr Soc, 60, 480-484.

(5) Beasley, J. M., LaCroix, A. Z., Neuhouser, M. L., et al.（2010）：Protein intake and incident frailty in the Women's Health Instative observational staudy, J Am Geratr Soc, 58,1063-1071.

(6) 葛谷雅文（2015）：在宅高齢者におけるMNA® の有用性，葛谷雅文，酒元誠治編，MNA在宅栄養ケア—在宅高齢者の低栄養予防と早期発見—，13-17，医歯薬出版.

第1章　栄養と食事の自立を促すケアとアウトカム評価

⑺　Paddon-Jones, D., Ramussen, B. B., (2009)：Dietary Protein recommendations and the prevention of sarcopenia, Curr Opin Clin Nutr Metab Care, 12, 86-90.

⑻　骨粗鬆症の予防と治療ガイドライン作成委員会編（2015）：骨粗鬆症の予防と治療ガイドライン2015年度版（http://www.josteo.com/ja/guideline/doc/15_1.pdf）（2016.6.10）.

⑼　同前.

⑽　同前.

⑾　同前.

⑿　日本褥瘡学会学術委員会ガイドライン改訂委員会（2012）：褥瘡予防・管理ガイドライン（第3版）（http://minds.jcqhc.or.jp/n/med/4/med0036/G0000509/0114）（2016.6.10）.

⒀　内閣府（2015）：平成27年版高齢社会白書（www8.cao.go.jp/kourei/whitepaper/index-w.html）（2016.4.8）.

⒁　厚生労働省（2014）：人口動態統計（確定数）の概要（http://www.mhlw.go.jp/toukei/list/81-1a.html）（2016.7.10）.

⒂　向井美恵他（2010）：摂食・嚥下障害ベストナーシング，1，学研メディカル秀潤社.

⒃　鎌倉やよい他（2015）：深く深く知る脳からわかる摂食・嚥下障害，68，学研メディカル秀潤社.

⒄　日本摂食嚥下リハビリテーション学会医療検討委員会（2015）：摂食嚥下障害の評価〔簡易版〕（http://www.jsdr.or.jp/wp-content/uploads/file/doc/assessment2015-announce.pdf）（2016.7.9）.

⒅　小山珠美（2015）：口から食べる幸せをサポートする包括的スキル─KTバランスチャートの活用と支援─，17-19，医学書院.

⒆　前掲⒄.

⒇　前掲⒅，17-19.

㉑　日本摂食嚥下リハビリテーション学会医療検討委（2014）：訓練法のまとめ（2014年版），日摂食嚥下リハ会誌，18(1)，55-89（http://www.jsdr.or.jp/wp-content/uploads/file/doc/18-1-p55-89.pdf）（2016.7.9）.

㉒　藤島一郎（2014）：嚥下障害のことがよくわかる本，43-55，講談社.

㉓　本節は，公益財団法人フランスベッド・メディカルホームケア研究・助成財団，平成28年度（第28回）研究助成，研究テーマ「摂食・嚥下障害患者における退院準備のための連携ケアパス作成」研究代表者：楳田恵子「第27回研究助成・事業助成・ボランティア活動助成報告書」（2016年）173-193に基づいて執筆した.

㉔　戸田芙美（2015）：摂食嚥下障害患者に対する摂食機能療法回診の効果，Japanese Journal of Comprehensive Rehabilitation Science, Vol. 6, 1-5.

㉕　南忍（2015）：摂食・嚥下障害のある患者への摂食機能訓練の効果─看護師によるアプローチ─，第45回　日本看護学会論文集，慢性期看護.

㉖　新目由利子（2009）：脳卒中ユニットにおける看護師を中心とした摂食機能療法，脳卒中，31，23-28.

㉗　清水充子（2006）：言語聴覚療法シリーズ15摂食・嚥下障害，103，建帛社.

第2章
身体疾患や障害をもつ人へのケアとアウトカム評価

本章で学ぶこと

本章では疾患や障害をもつ人のアセスメント・クリニカルパス・アウトカム評価の内容と方法について実用例を含めて述べる。さらにアウトカム評価に基づいてよりよいケアのために職場内での職員協働によるアクションプラン（行動計画）の立て方を示す。

呼吸器疾患をもつ在宅療養者のための在宅クリニカルパスとアウトカム評価

☐ 呼吸器疾患とは

呼吸器疾患は，感染性，気道閉塞性，アレルギー性，間質性，腫瘍性，肺血管性，胸膜疾患，呼吸不全などに分類することができる。在宅での長期療養が必要となる呼吸器疾患のひとつに慢性閉塞性肺疾患（COPD）や肺がんなどによる慢性呼吸不全が挙げられる。

これら安定した病態にある慢性呼吸不全を対象とした治療法として，在宅酸素療法（HOT）が普及している。HOTの適用疾患は，安定した病態にある慢性呼吸不全のほか，肺高血圧症，チアノーゼ型先天性心疾患，慢性心不全となっている。HOTは，家庭や職場において酸素療法を行うもので，1985年に健康保険の適用が開始された。実施者数は毎年増加し，2016年には，約17万人と推定されている[2]。

HOT実施者には高齢，独居，あるいは高齢者世帯による老老介護なども多く，酸素チューブに伴う拘束感や生活範囲の狭小化，主疾患の悪化による呼吸困難感の増強，再入院による在宅生活の中断など，身体・心理・社会的な変化や課題が生じることも多い。

HOT導入前には，本人や家族に対して呼吸リハビリテーションや療養上の留意点，また酸素濃縮器の取扱い方法などについて外来や入院中に教育的な指導が行われているが，HOT開始後に，酸素吸入への抵抗感，機器の取り扱いの理解不足などにより，処方通りの酸素吸入が行えていないことも見受けられる。

そこで，筆者らは，HOT を初めて導入する利用者に焦点をあて，対象者の在宅生活や生活環境，身体的な労作の負荷などを見極めて，具体的な看護支援を行うことが重要であると考え，在宅療養移行初期に提供する標準的な訪問看護内容や訪問頻度，そして各時期に達成されるべき目標を示した HOT クリニカルパスを開発した。[3]

　クリティカルパス／クリニカルパスとは，「患者状態と診療行為の目標，および評価・記録を含む標準診療計画であり，標準からの偏位を分析することで医療の質を改善する手法」[4]と定義されている。これは，医療費抑制政策の一つとして1980年から米国で取り組みがはじめられ，2000年から Joint Commission on Accreditation of Healthcare Organizations（JCAHO）が医療機関での利用を推奨するようになったものである。米国では，訪問看護対象者の各疾患に対応したクリニカルパスが開発され，これに基づいた訪問看護や監査が行われるようになり，訪問看護の質と効率性を常に評価している。[5]

　わが国の訪問看護制度は，医療保険制度によるものと介護保険制度によるものに大別されるが，特に介護保険制度による訪問看護は，利用者の要介護認定のもと，ケアプランに基づいて行われるため，疾患の重症度や病状特性のみで訪問頻度が決められるものではなく，看護内容や訪問頻度の標準化は明確には行われていない。

　しかし，訪問看護の質を保証するために，標準的な訪問看護計画をもつことは重要であると考えられる。特に，慢性呼吸不全者が在宅療養を開始する初期には，自宅に酸素関連機器を導入することに伴う不安や困難も多く，利用者と家族にとって必要とされる支援や療養環境，またケアサービスの調整など，必要かつ十分な看護を行うことで，その後の HOT とともに生きる生活への安定的な移行がきるといえる。また，利用者と家族にも，短期的・長期的目標やそれを達成するための訪問計画を具体的に提示しながら共に目標を設定するなどのコミュニケーションを図ることで，より主体的な療養を支援することが可能になる。

　本章では，新たに HOT 導入が決定し，訪問看護を開始することになった場合の初期 2 か月間のクリニカルパスとそのアウトカム評価について示す。

❏ アウトカム評価の目的

　在宅クリニカルパスを導入する目的は，ケア内容を標準化して多職種チームで情報を共有し，利用者も訪問のスケジュール全体を把握できるようにすること，そして訪問看護の効率化を図り，在宅ケアにおける医療の質と安全の向上を図ることにある。クリニカルパスによる達成目標は，ある期間内に期待されるケア利用者の状態であり，より具体的かつ達成されるべき目標である。例えば，病状の改善や合併症の改善・回避，日常生活行動（ADL）の自立，薬物や

第2章　身体疾患や障害をもつ人へのケアとアウトカム評価

治療を本人が理解することなどが達成目標の例である。アウトカムとは，ある期間内に達成されるべき状態のことを指している。

　医療機関で使用するクリニカルパスでは，縦軸に日々の目標を達成するために行われる治療，処置，検査やリハビリテーションなどを設定している。在宅ケアや訪問看護のクリニカルパスでは[6]，縦軸には疾病経過，薬物治療，酸素療法などの処置，検査，リハビリテーション，セルフケア，コミュニケーション，栄養，排泄，日常生活，安全，清潔，心理・社会，社会資源といった日常生活全般を視野に入れた項目を設定している。各項目について，具体的に行うケア内容を挙げ，項目毎にアウトカム評価項目を明記している。

　クリニカルパスを使用しても，全員がクリニカルパス通りの経過をたどり目標へ到達するとは限らない。そのため，クリニカルパスの経過から外れた場合をバリアンスと捉え，その原因を検討することも大切である。バリアンスの原因が利用者側にあるのか，スタッフ側にあるのか，訪問看護機関のシステム側にあるのか，地域の環境によるものなのかなどを検討することが必要である。バリアンスが発生した場合には，その内容や理由を分析し，Plan → Do → Check → Action という PDCA サイクルを通して，看護の質の向上を図っていくことが大切である。

　以降，呼吸器疾患で HOT を開始する場合のクリニカルパスとアウトカム評価について述べる。

❏ HOT クリニカルパスとは

　資料2-1には慢性呼吸不全により HOT を新規に導入となった利用者に適用する「HOT クリニカルパス」の例を示している。このクリニカルパスは，HOT を新たに始める者が直面する様々な状況を乗り越え，セルフケア力を身につけ生活の再構築を図るまでに必要な期間を2か月間と考えている。縦軸に看護のケア項目（疾病経過，薬剤治療，処置（HOT），検査，理学療法，セルフケア，コミュニケーション，栄養，排泄，日常生活，安全，清潔，心理・社会，社会資源）をおき，各項目について，ケア内容や確認する項目を挙げている。横軸は時間軸であり，時期別の訪問頻度，利用者のアウトカム，看護師の行動目標を示している。

　利用者が入院している場合には，退院前に訪問看護師等が病床訪問を行うか，病院から自宅への試験的な外泊時などに家庭訪問を行い，HOT の意義や目的を本人がどのようにとらえ，理解しているのかを把握する。その上で安全に HOT に必要な機器を取り扱うことができるか確認し，退院後の HOT 導入がスムーズに進められるよう支援する。HOT 開始後1週間目までに，1～2回の訪問を行い，HOT とともにある生活に慣れ，安全に HOT を続けていけるようにすることなどが目標となっている。次の2週の間には，本人の自宅での役割の回復ができるように促進し，安全に HOT を続けられ，上気道等の感染

29

資料 2−1　在宅酸素療法（HOT）

パスウェイ	退院前	在宅療養 1〜7 日目	
訪問頻度	1 回（病床訪問・試験外泊中の訪問含む）	1〜2 回／週	
評価項目	ケアの内容	ケアの内容	バリアンス
看護職の行動目標	□入院中の経過を把握し今後の療養方針を立てる □本人・家族の在宅酸素療法の意義目的の理解を把握する □安全に在宅酸素機器の取り扱いができることを確認する □退院前に家族療養環境を整える（酸素機器の搬入） □試験外泊中の器具類，生活環境の問題を明確化する □在宅ケアプランを作成する	□在宅酸素療法に慣れるよう援助する □安全に在宅酸素療法を実施できるよう援助する □不安や問題を明らかにする □在宅酸素供給器の取り扱いの理解度とトラブルの有無を確認する □必要なサービス提供職種と訪問頻度が明確化する □上気道感染予防教育を行う	＿＿＿ ＿＿＿ ＿＿＿ ＿＿＿ ＿＿＿ ＿＿＿
疾病経過	□安定した慢性呼吸不全状態である □呼吸状態が安定している □血液ガス PaO₂≧60Torr，PaCO₂上昇なし，SaO₂≧90% □合併症はコントロールされている（右心不全等） □今後の病状経過について医師から情報収集する	□全身状態観察 □呼吸状態観察 □合併症の状態観察 □上気道感染の兆候の有無観察	＿＿＿ ＿＿＿ ＿＿＿ ＿＿＿
薬剤治療	□去痰剤服用確認 □気管拡張剤服用確認 □緩下剤服用確認 □吸入／ネブライザー使用確認 □その他の薬剤使用確認	□各薬剤の理解を確認 □薬剤が正しく使用されているか確認 □効果的な吸入実施を確認 □薬剤使用後の症状を観察	＿＿＿ ＿＿＿ ＿＿＿ ＿＿＿
処置（在宅酸素療法）	□酸素供給器設置（濃縮器・ボンベ・液体酸素） □携帯用酸素ボンベ・酸素キャリー搬入 □酸素節約装置設置 □緊急用・バックアップボンベ搬入 □延長チューブ・水抜き設定 □蒸留水，カニューラ用意 □専用電源増設の必要性確認（アンペアの増設）	□酸素吸入実施（処方時間＝24時間／睡眠時）確認 □酸素流量設定確認（処方流量＝安静時＿／運動時＿／睡眠時＿） □生活行動範囲に応じた（トイレ・浴室他）延長またはチューブの再設定 □機器作動確認 □外出時の酸素操作・酸素残量確認方法説明	＿＿＿ ＿＿＿ ＿＿＿ ＿＿＿ ＿＿＿
検査	□入院中の酸素供給器使用下の血液ガス測定値把握 □入院中の酸素飽和度（SpO₂）値（安静時・負荷時）把握 □入院中の呼吸機能（スパイロ他）把握 □入院中の呼吸数，呼気音，呼吸状態，呼吸苦把握 □入院中の血圧値把握 □入院中の脈拍値把握 □入院中の体温把握 □入院中の痰の量，色，性状把握 □本人面接／医師情報から全身状態および既往歴把握	□酸素飽和度（SpO₂）測定（安静時・負荷時） □ピークフロー測定 □呼吸数測定，呼気音聴取，呼吸状態，呼吸苦観察 □血圧測定 □脈拍測定 □体温測定 □痰の量，色，性状観察 □全身状態観察	＿＿＿ ＿＿＿ ＿＿＿ ＿＿＿ ＿＿＿ ＿＿＿ ＿＿＿ ＿＿＿
理学療法	□肺理学療法（腹式呼吸，口すぼめ呼吸，パニック呼吸）自己実施方法観察 □排痰法（咳払い，ドレナージ，叩打法，振動法）確認 □運動療法（散歩，運動）実施確認	□肺理学療法（腹式呼吸，口すぼめ呼吸，パニック呼吸） □排痰法（咳払い，ドレナージ，叩打法，振動法）確認 □運動療法（屋内運動）確認 □ピークフロー自己測定方法説明と実施指導	＿＿＿ ＿＿＿ ＿＿＿ ＿＿＿
セルフケア	□在宅酸素療法についての理解を確認 □疾患に関する理解を確認 □酸素供給器管理を（看護者が）実施 □酸素流量設定（安静時・運動時・負荷時）確認 □療養日誌記入確認 □症状観察（息苦しさ，チアノーゼ，咳，痰，喘鳴，浮腫） □症状コントロール確認 □塩分制限（合併症がある場合）確認 □禁煙確認	□酸素供給器管理の実施の確認 □フィルター清掃の確認 □加湿器水交換実施の確認 □チューブ内結露除去の確認 □酸素供給器作動状況の確認 □療養日誌記入確認 □症状観察 □息切れ・症状コントロール状況確認 □塩分制限の有無およびある場合は実施の確認 □禁煙確認 □うがいなど上気道感染予防の実施確認	＿＿＿ ＿＿＿ ＿＿＿ ＿＿＿ ＿＿＿ ＿＿＿ ＿＿＿ ＿＿＿
コミュニケーション	□コミュニケーション障害の有無の確認 □特別なコミュニケーション方法の必要性確認	□在宅酸素療法開始後の様々な事柄を言語化できる □家族内コミュニケーション状態観察	＿＿＿ ＿＿＿
栄養	□高蛋白食摂取確認 □水分補給確認	□食事内容，摂取量観察 □水分摂取量観察	＿＿＿ ＿＿＿
排泄	□排便習慣・便秘傾向の有無確認	□排便回数観察 □排便時に強い怒責がないか確認 □排尿回数観察	＿＿＿ ＿＿＿ ＿＿＿
日常生活	□家庭生活への動機づけを行う □睡眠習慣の確認	□生活リズムを回復しているか観察 □睡眠状態と睡眠満足度観察 □趣味または生き甲斐への援助の必要性観察・判断	＿＿＿ ＿＿＿ ＿＿＿
安全	□在宅療養環境の把握 □安全な場所に酸素供給器設置 □2 m以内火気厳禁確認 □換気状態確認 □振動・騒音対策確認 □上気道感染予防	□酸素吸入中の周囲の火気使用有無観察 □換気状態の確認 □騒音・振動の問題の有無観察 □睡眠中のカニューラ外れの有無観察 □睡眠起床時の頭痛の有無確認 □携帯用酸素の置き場所確認	＿＿＿ ＿＿＿ ＿＿＿ ＿＿＿ ＿＿＿ ＿＿＿
清潔	□入浴（腰）方法指導／介助	□入浴（腰）方法指導／介助	＿＿＿
心理・社会	□チューブ拘束感の軽減 □心理状態の観察 □家庭内役割復帰を促す □職場復帰の方向性の確認 □家族の健康状態，介護意欲の確認 □ボディイメージの受容度の観察	□不安・問題点の訴えを聞く □心理状態の観察 □家庭内役割復帰へ動機づける □家族の健康状態の観察 □介護意欲・介護内容・介護方法の観察 □新しいボディイメージの獲得援助	＿＿＿ ＿＿＿ ＿＿＿ ＿＿＿ ＿＿＿ ＿＿＿
社会資源	□身体障害者手帳申請を進める □家事援助の希望把握 □日常生活用具利用の希望把握 □移送サービス利用の希望把握 □酸素業者の連絡方法確認 □その他の社会資源利用の希望把握	□必要なサービスの把握 □酸素業者連絡 □管轄消防署との連携	＿＿＿ ＿＿＿ ＿＿＿

クリニカルパス

アウトカム	バリアンス	ケアの内容	バリアンス	アウトカム	バリアンス
		在宅療養 8〜14日目			
		1回／週			
□家庭生活に慣れる □安全に生活できる □不安や問題が表現できる □的確に機器の取り扱いができる □サービス計画ができる □セルフケア行動を習得する □問題が早急に対処される		□役割を回復するよう援助する □安全に在宅酸素療法を実施できるよう援助する □上気道感染を生じない □在宅酸素供給器にトラブルがない □在宅ケアチームによるケア提供が軌道にのる		□家庭生活や役割に復帰できる □安全に生活できる □上気道感染の兆候がない □機器に問題が生じない □問題が早急に対処される	
□安定した慢性呼吸不全を維持できる □合併症の増悪がない □上気道感染の兆候がない		□全身状態観察 □呼吸状態観察 □合併症の状態観察 □上気道感染の兆候の有無観察		□安定した慢性呼吸不全が維持できる □合併症の増悪がない □上気道感染の兆候がない	
□薬剤の自己管理ができる		□各薬剤の理解を確認 □薬剤が正しく使用されているか確認 □効果的な吸入実施確認		□薬剤の自己管理ができる	
□安全に在宅酸素療法を実施できる □酸素供給器管理ができる □処方酸素流量・時間が守られる □携帯用酸素の操作ができる		□酸素吸入実施（処方時間＝24時間／睡眠時）確認 □酸素流量設定確認（処方流量＝安静時__l／運動時__l／睡眠時__l） □機器作動確認 □携帯用・緊急用酸素ボンベ残量確認方法を再説明		□安全に在宅酸素療法を継続できる □酸素供給器管理ができる	
□SpO$_2$≧90%（安静時・負荷時とも） □ピークフローの低下がない □身体状況の評価ができる □脈拍が医師の上限指示以下		□酸素飽和度（SpO$_2$）測定（安静時・負荷時） □ピークフロー自己測定 □呼吸数測定，呼気音聴取，呼吸状態，呼吸苦観察 □血圧測定 □脈拍測定 □体温測定 □痰の量，色，性状観察 □全身状態観察 □新たな症状の有無観察		□SpO$_2$≧90%（安静時・負荷時とも） □ピークフローの低下がない □身体状況の評価ができる □脈拍が医師の上限指示以下	
□気道浄化（排痰）できる □肺ラ音がない □ADL／IADLを維持する □ピークフローの低下がない		□肺理学療法（腹式呼吸，口すぼめ呼吸，パニック呼吸） □排痰法（咳払い，ドレナージ，叩打法，振動法）確認 □運動療法（散歩，運動）確認		□気道浄化（排痰）できる □肺ラ音がない □ADL／IADL低下がない	
□在宅酸素機器管理が正しくできる □療養日誌をつけ自己管理ができる □上気道感染が生じない □薄味に慣れる □禁煙している □心肺機能に負担をかけない日常生活動作を身につけている		□酸素供給器管理の実施の確認 □フィルター清掃の確認 □カニューラ交換 □加湿器水交換実施の確認 □チューブ内結露除去の確認 □酸素供給器作動の確認 □療養日誌記入の確認 □症状観察の確認 □症状コントロールの確認 □塩分制限実施の確認 □うがいによる上気道感染予防実施確認		□在宅酸素機器管理が正しくできる □療養日誌を毎日つけ自己管理できる □上気道感染を生じない □塩分制限を実行している □心肺機能に負担をかけない日常生活動作を身につけている	
□問題状況を述べることができる		□的確に身体的状態を述べる □的確に問題状況を述べる		□身体状態を的確に述べることができる □問題状況を的確に述べることができる	
□必要栄養所要量を摂取する □水分摂取量≧1200ml		□食事内容，摂取量観察		□必要栄養所要量を摂取できる	
□便秘しない □排便時怒責による息切れがない		□排便回数観察 □排便困難の有無把握		□便秘しない □排便時に怒責による息切れがない	
□困難なく日常生活を送ることができる		□生活リズム観察 □睡眠状態と睡眠満足度観察 □外出のときの困難点確認		□困難なく日常生活を送ることができる □睡眠に満足する	
□安全に在宅酸素療法を実施できる □酸素供給器2m以内に火気がない □起床時に頭痛がない		□酸素吸入中の火気使用有無観察 □室内換気確認 □睡眠中のカニューラ外れの有無観察		□安全に在宅酸素療法を継続できる □処方量・時間の酸素吸入が安全に行える	
□入浴時息切れがない		□入浴確認または介助 □外出帰宅後などうがい実施確認		□入浴時息切れがない □外出帰宅時などにうがいを実施する	
□拘束感・不快感を表現できる □心理状態を表出できる □役割を見いだすことができる □家族／介護者が適切に介護できる □自己ボディイメージについて表現できる		□日常生活上の困難の訴えを聞く □心理状態の観察 □家庭内役割復帰確認 □職場復帰時期の確認と必要に応じて職場との連携 □家族の健康状態観察 □介護内容・方法の観察		□拘束感・不快感を軽減する □本人の役割がもてる □家族に健康問題がない □介護が適切に行われる	
□必要な社会資源を明確にする □地域支援システム形成の準備が整う		□サービス実施状況の把握 □新たに必要なサービスの有無を把握する		□サービスが確実に提供される □必要なサービスが明らかになる	

パスウェイ	在宅療養15～30日目			
訪問頻度	1回／2週			
評価項目	ケアの内容	バリアンス	アウトカム	バリアンス
看護職の行動目標	□日常生活に復帰するよう援助する □安全に在宅酸素療法を実施できるように援助する □上気道感染を生じない □在宅酸素供給器にトラブルがない □在宅ケアチームによるケア提供が計画通り行われる	＿＿＿＿ ＿＿＿＿ ＿＿＿＿ ＿＿＿＿ ＿＿＿＿	□心身ともに安定して生活できる □緊急対応が必要な問題に早急に対処できる	＿＿＿＿ ＿＿＿＿
疾病経過	□全身状態の観察 □呼吸状態の観察 □合併症の状態の観察 □上気道感染の兆候の有無の観察	＿＿＿＿ ＿＿＿＿ ＿＿＿＿ ＿＿＿＿	□安定した慢性呼吸不全を長期に維持できる □SpO₂≧90%（安静時・負荷時とも） □上気道感染を生じない	＿＿＿＿ ＿＿＿＿ ＿＿＿＿
薬剤治療	□各薬剤の理解を確認 □薬剤が正しく使用されているか確認 □効果的な吸入実施の確認	＿＿＿＿ ＿＿＿＿ ＿＿＿＿	□薬剤の自己管理ができる	＿＿＿＿
処置（在宅酸素療法）	□酸素吸入実施（処方時間＝24時間／睡眠時）の確認 □酸素流量値確認（処方流量＝安静時＿l／運動時＿l／ 　睡眠時＿l） □機器作動の確認 □携帯用・緊急用酸素ボンベ残量確認方法の再説明	＿＿＿＿ ＿＿＿＿ ＿＿＿＿ ＿＿＿＿	□安全に在宅酸素療法を継続できる □酸素供給器管理ができる	＿＿＿＿ ＿＿＿＿
検査	□酸素飽和度（SpO₂）測定（安静時・負荷時） □ピークフロー自己測定 □呼吸数測定，呼気音聴取，呼吸状態，呼吸苦観察 □血圧測定 □脈拍測定 □体温測定 □痰の量，色，性状の観察 □全身状態観察 □新たな症状の有無の観察	＿＿＿＿ ＿＿＿＿ ＿＿＿＿ ＿＿＿＿ ＿＿＿＿ ＿＿＿＿ ＿＿＿＿ ＿＿＿＿ ＿＿＿＿	□SpO₂≧90%（安静時・負荷時とも） □ピークフローの低下がない □身体状況の評価ができる □脈拍が医師の上限指示以下	＿＿＿＿ ＿＿＿＿ ＿＿＿＿ ＿＿＿＿
理学療法	□肺理学療法（腹式呼吸，□すぼめ呼吸，パニック呼吸） □排痰法（咳払い，ドレナージ，叩打法，振動法）確認 □運動療法（散歩，運動）確認	＿＿＿＿ ＿＿＿＿ ＿＿＿＿	□気道浄化（排痰）できる □肺う音がない □ADL／IADL低下がない	＿＿＿＿ ＿＿＿＿ ＿＿＿＿
セルフケア	□酸素供給器管理の実施の確認 □フィルター清掃の確認 □カニューラ交換 □加湿器水交換実施の確認 □チューブ内結露除去の確認 □酸素供給器作動の確認 □療養日誌記入の確認 □症状観察の確認 □症状コントールの確認 □塩分制限実施の確認 □うがいによる上気道感染予防実施の確認	＿＿＿＿ ＿＿＿＿ ＿＿＿＿ ＿＿＿＿ ＿＿＿＿ ＿＿＿＿ ＿＿＿＿ ＿＿＿＿ ＿＿＿＿ ＿＿＿＿ ＿＿＿＿	□在宅酸素機器管理が正しくできる □療養日誌をつけ自己管理できる □上気道感染が生じない □塩分制限を実行している □心肺機能に負荷をかけない日常生活動作を身につけている	＿＿＿＿ ＿＿＿＿ ＿＿＿＿ ＿＿＿＿ ＿＿＿＿
コミュニケーション	□的確に身体の状態を述べる □的確に問題状況を述べる	＿＿＿＿ ＿＿＿＿	□呼吸不全増悪兆候を早い段階で述べることができる □問題状況を的確に述べることができる	＿＿＿＿ ＿＿＿＿
栄養	□食事内容，摂取量の観察 □水分摂取量の観察	＿＿＿＿ ＿＿＿＿	□必要栄養所要量を摂取できる □水分量≧1200ml	＿＿＿＿ ＿＿＿＿
排泄	□排便回数の観察 □排便困難の有無を把握	＿＿＿＿ ＿＿＿＿	□便秘しない □排便時怒責による息切れがない	＿＿＿＿ ＿＿＿＿
日常生活	□生活リズムの観察 □睡眠満足度の観察	＿＿＿＿ ＿＿＿＿	□睡眠に満足する □困難なく日常生活をおくることができる	＿＿＿＿ ＿＿＿＿
安全	□室内環境の確認 □一日の酸素吸入時間観察（メーター） □安静時・運動時・外出時の酸素吸入量確認	＿＿＿＿ ＿＿＿＿ ＿＿＿＿	□安全に在宅酸素療法を継続できる □処方量・時間の酸素吸入が安全に行える	＿＿＿＿ ＿＿＿＿
清潔	□入浴確認または介助 □うがい実施を確認	＿＿＿＿ ＿＿＿＿	□入浴時息切れがない □外出帰宅時などにうがいを実施する	＿＿＿＿ ＿＿＿＿
心理・社会	□日常生活上の困難の訴えを聞く □心理状態の観察 □家庭内役割復帰を確認 □職場復帰を確認 □家族の健康状態を観察 □介護内容・方法の観察	＿＿＿＿ ＿＿＿＿ ＿＿＿＿ ＿＿＿＿ ＿＿＿＿ ＿＿＿＿	□生活上の困難感を軽減する □家庭，職場復帰ができる □家族／介護者が適切に介護できる	＿＿＿＿ ＿＿＿＿ ＿＿＿＿
社会資源	□サービス実施内容のモニタリング	＿＿＿＿	□サービス提供を確実に受ける	＿＿＿＿

出所：島内節，友安直子，木村恵子編（2000）:「在宅ケア」クリニカルパスマニュアル，中央法規出版，2章．

第2章　身体疾患や障害をもつ人へのケアとアウトカム評価

在宅療養31～60日目			
1回／月			
ケアの内容	バリアンス	アウトカム	バリアンス
□心身ともに安定して在宅酸素療法を継続できる □上気道感染を生じない □在宅ケアチームによるケア提供が計画通りに行われる □緊急時の対応方法を明確にする	＿＿＿＿ ＿＿＿＿ ＿＿＿＿ ＿＿＿＿	□心身ともに安定して生活する □安全に在宅酸素療法が実施できる □上気道感染を生じない □緊急対応が必要な問題に早急に対処できる □日常生活がHOT開始以前に戻る	＿＿＿＿ ＿＿＿＿ ＿＿＿＿ ＿＿＿＿ ＿＿＿＿
□安定した慢性呼吸不全状態であるか観察 □生活労作中も SpO₂≧90%であるか確認 □合併症の状態の観察 □上気道感染の兆候の有無の観察	＿＿＿＿ ＿＿＿＿ ＿＿＿＿ ＿＿＿＿	□安定した慢性呼吸不全を長期に維持できる □SpO₂≧90%（安静時・負荷時・睡眠時とも） □合併症の増悪がない □上気道感染を生じない	＿＿＿＿ ＿＿＿＿ ＿＿＿＿ ＿＿＿＿
□各薬剤の理解を確認 □薬剤が正しく使用されているか確認 □効果的な吸入実施を確認	＿＿＿＿ ＿＿＿＿ ＿＿＿＿	□薬剤の自己管理ができる	＿＿＿＿
□酸素吸入実施（処方時間＝24時間／睡眠時）の確認 □酸素流量設定確認（処方流量＝安静時／運動時／睡眠時） □機器作動の確認 □携帯用・緊急用酸素ボンベ残量確認方法を再説明	＿＿＿＿ ＿＿＿＿ ＿＿＿＿ ＿＿＿＿	□安全に在宅酸素療法を継続できる □酸素供給器管理ができる	＿＿＿＿ ＿＿＿＿
□24時間酸素飽和度（SpO₂）測定（日常生活下） □ピークフロー自己測定 □呼吸数測定，呼気音聴取，呼吸状態，呼吸苦観察 □血圧測定 □脈拍測定 □体温測定 □痰の量，色，性状観察 □全身状態観察	＿＿＿＿ ＿＿＿＿ ＿＿＿＿ ＿＿＿＿ ＿＿＿＿ ＿＿＿＿ ＿＿＿＿ ＿＿＿＿	□SpO₂≧90%（安静時・負荷時とも） □ピークフローの低下がない □身体状況の評価ができる □脈拍が医師の上限指示以下	＿＿＿＿ ＿＿＿＿ ＿＿＿＿ ＿＿＿＿
□肺理学療法（腹式呼吸，口すぼめ呼吸，パニック呼吸） □排痰法（咳払い，ドレナージ，叩打法，振動法）確認 □運動療法（散歩，運動）確認	＿＿＿＿ ＿＿＿＿ ＿＿＿＿	□気道浄化（排痰）できる □肺ラ音がない □ADL／IADL低下がない	＿＿＿＿ ＿＿＿＿ ＿＿＿＿
□酸素供給器管理の実施の確認 □フィルター清掃確認 □カニューラ交換 □加湿器水交換実施確認 □チューブ内結露除去確認 □酸素供給器作動確認 □療養日誌記入確認 □症状観察確認 □症状コントロール確認 □塩分制限実施確認 □うがいによる上気道感染予防実施確認	＿＿＿＿ ＿＿＿＿ ＿＿＿＿ ＿＿＿＿ ＿＿＿＿ ＿＿＿＿ ＿＿＿＿ ＿＿＿＿ ＿＿＿＿ ＿＿＿＿ ＿＿＿＿	□在宅酸素機器管理が正しくできる □療養日誌をつけ自己管理ができる □塩分制限を実施している □心肺機能に負担をかけない日常生活動作を身につけている	＿＿＿＿ ＿＿＿＿ ＿＿＿＿ ＿＿＿＿
□在宅酸素療法開始後の様々な事柄を言語化できる	＿＿＿＿	□呼吸不全増悪兆候を早い段階で述べる □問題状況を述べることができる	＿＿＿＿ ＿＿＿＿
□食事内容，摂取量観察 □水分摂取量観察	＿＿＿＿ ＿＿＿＿	□水分量≧1200ml	＿＿＿＿
□排便回数観察 □排便時に強い怒責がないか確認 □排尿回数観察	＿＿＿＿ ＿＿＿＿ ＿＿＿＿	□便秘しない □排便時怒責による息切れがない	＿＿＿＿ ＿＿＿＿
□生活リズム観察 □睡眠状態と睡眠満足度観察 □趣味・生き甲斐への援助 □外出をすすめ援助	＿＿＿＿ ＿＿＿＿ ＿＿＿＿ ＿＿＿＿	□困難なく日常生活を送ることができる	＿＿＿＿
□酸素吸入中の火気使用有無観察 □換気状態確認 □騒音・振動の問題の有無観察 □睡眠中のカニューラ外れの有無観察 □睡眠中の頭痛の有無確認 □上気道感染予防	＿＿＿＿ ＿＿＿＿ ＿＿＿＿ ＿＿＿＿ ＿＿＿＿ ＿＿＿＿	□上気道感染を生じない □安全に在宅酸素療法を実施できる □酸素供給器周囲に火気がない	＿＿＿＿ ＿＿＿＿ ＿＿＿＿
□入浴（腰）方法指導／介助	＿＿＿＿	□入浴時息切れがない □外出帰宅時などにうがいを実施する	＿＿＿＿ ＿＿＿＿
□不安・問題点の訴えを聞く □心理状態の観察 □家庭内役割復帰を促す □家族の健康状態観察 □介護内容・方法の観察 □新しいボディイメージの獲得援助	＿＿＿＿ ＿＿＿＿ ＿＿＿＿ ＿＿＿＿ ＿＿＿＿ ＿＿＿＿	□拘束感・不安感を表現できる □役割を見いだすことができる □家族／介護者が適切に介護できる □新しい自己のボディイメージを受け入れられる	＿＿＿＿ ＿＿＿＿ ＿＿＿＿ ＿＿＿＿

33

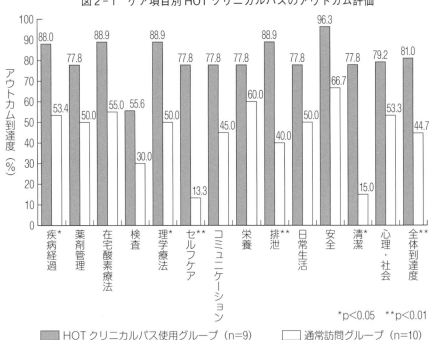

図2-1 ケア項目別HOTクリニカルパスのアウトカム評価

出所：亀井智子，内田陽子（2002）：在宅酸素療法実施者におけるパス法を用いた訪問看護内容・頻度の標準化枠組みの開発と評価―利用者アウトカムおよび費用対効果比分析によるケースコントロール研究―，日本地域看護学会誌，5(1)，42．

を生じることなく生活できることを目標に1回の訪問支援を計画している。次の2週の間には，日常生活への復帰，機器のトラブルの回避などを目標とし，在宅療養開始2か月後までに，心身共に安定してHOTを継続できることなどを目標としている。

◻ HOTクリニカルパスのアウトカム評価

HOTクリニカルパスを用いたことによる利用者の目標到達度を評価した。評価の方法は，各ケア項目についてのアウトカムへの達成度，目標として設定した項目への達成度，訪問回数，訪問滞在時間などの視点から行い，実際のこれらの数値を分析した。また，訪問回数と訪問時間から費用対効果比，および業務に要した時間から算定した費用対効果比を分析した。

図2-1には，HOTクリニカルパスを用いて訪問看護を提供したグループと，クリニカルパスを用いずに通常通りの訪問看護を提供したグループ間の各ケア項目別の目標（アウトカム）達成度を示している。HOTクリニカルパスを用いて訪問看護を行ったグループの対象者は，全体に達成度が高い傾向を示している。特に，「疾病経過」「理学療法」「セルフケア」「排泄」「清潔」「全体到達度」の項目が，通常の訪問看護を行ったグループよりもアウトカム到達度が有意に高いことが示されている[7]。全体到達度には，2倍近い開きがあり，

第2章　身体疾患や障害をもつ人へのケアとアウトカム評価

表2-1　訪問看護開始2か月後における目標到達度の比較

目標項目	HOTパス使用グループ (n=9)	通常訪問グループ (n=10)
心身ともに安定した生活ができる	88.9	50.0
安全にHOTを実施できる*	100.0	60.0
上気道感染を生じない	100.0	70.0
緊急対応が必要な問題に早急に対応できる	66.7	40.0
日常生活がHOT開始以前に戻る*	66.7	10.0

注：*$p < 0.05$
出所：図2-1と同じ，47.

表2-2　訪問看護開始2か月間における費用対効果比の比較

項　　目	HOTパス使用グループ (n=9)	通常訪問グループ (n=10)
利用者の目標・アウトカム 到達度平均値（%）	80.66	44.27**
訪問回数の平均値（回）	11.11	10.50
計画的訪問回数の平均値	10.67	9.50
臨時の訪問回数の平均値	0.44	0.89
訪問回数・所要時間からの費用（円）	101,400	53,300
訪問回数・所要時間から算定した 費用対効果比	1,284.48	5,597.98
業務時間の平均値（分）	891.89	735.00
滞在時間	725.44	632.50
連携時間	44.67	24.50
管理時間	121.78	87.00
業務時間から算定した費用（円）	1,715,994	1,414,140
業務時間から算定した費用対効果比	21,731.17	92,492.89

注：**$p < 0.01$。
出所：図2-1と同じ，48.

　HOTクリニカルパスを利用して訪問看護を受けたグループは，全体到達度が81%と通常訪問グループと比べ高かった。

　また，訪問看護の開始から訪問がいったん終了となる2か月後の時点の目標到達度を表2-1に示す。全ての目標項目において，クリニカルパスを使用して訪問看護を行ったグループの到達度が高く，中でも，「安全にHOTを実施できる」「日常生活がHOT開始以前に戻る」の2項目は，クリニカルパスを使用したグループに到達度が有意に高かった。

　HOTクリニカルパスの使用による業務時間をみると，全体の業務時間はク

リニカルパスを使用したグループで891.9分，通常通りの訪問看護を行ったグループは735.0分と，その差は156.9分であった。その内訳をみると，訪問滞在時間がHOTクリニカルパス使用グループ約93分，連携時間は約20分，管理時間は約35分長くなっており，訪問頻度が通常訪問よりも多くなっていることによるものであった。

　目標到達度と各ケア項目のアウトカム到達度を合わせた「目標・アウトカム到達度」は，HOTクリニカルパス使用グループ平均80.66％，通常の訪問看護グループ44.27％と，クリニカルパス使用グループに，目標・アウトカム到達度が有意に高かった。

　次に，費用対効果比を検討してみる。訪問回数と訪問単価（9,126円・調査当時）による「費用」と，「目標・アウトカム到達度」による，費用対効果比は，HOTクリニカルパス使用グループ1284.48，通常訪問グループ5597.98と，HOTクリニカルパス使用グループの費用対効果比が良好（数値が小さい方が費用対効果比は良好）であった（表2-2）。

　また，業務時間から算定した費用対効果比は，クリニカルパス使用群21731.2，従来訪問グループ92492.9で，これもクリニカルパス使用グループの費用対効果比の方が良好であった。

　これらのことから，たとえHOTクリニカルパスを使用することで訪問回数や業務時間が増えたとしても，訪問看護の内容が明確化され，訪問頻度が高くなることでニーズに応じた必要な支援を速やかに行えるようになるため，対象者のアウトカムが良好となり，その結果として費用対効果比が高まるといえる。

　利用者にとって，質の高いケアを保証することは，看護の大きな目的であるため，訪問看護のクリニカルパスを発展させていく必要がある。

慢性疾患をもち在宅療養する高齢者を対象とした
テレナーシングとアウトカム評価

◻ テレナーシングとは

　テレナーシング（遠隔看護）は，情報通信技術（Information communication technology：ICT）を看護に用い，遠隔地の慢性疾患在宅療養者や妊産婦，小児等に看護を提供する方法として[8]，1980年代から欧米豪の諸外国を中心に普及・進展している。遠隔医療がすでに保険診療化がされている国も存在しているように，直接対面による医療を補完する新たな医療や看護の提供方法として，わが国での利用が開始された。2018年4月からは，わが国においてもオンライン診療や，在宅酸素療法を行う慢性閉塞性肺疾患（COPD）者への在宅モニタリング等が診療報酬化され，これからの医療のあり方として急速に普及するものと考えられる。

　テレナーシングにより，在宅療養者や家族にタイムリーに情報提供を行うことができ，外来・救急受診回数の減少や在院日数の短縮，それに伴う在宅療養のヘルスケアコストの削減に効果を上げている[9]。

　COPDおよびうっ血性心不全患者を対象としたテレナーシングは患者の満足度の向上に貢献する[10]等，テレナーシングは在宅ケアにとって価値ある方法として発展してきた[11]。医療過疎地に暮らす在宅療養者にも等質な看護を提供することが可能となり，利用者の生活の質の向上や通院負担の軽減につながるといえる。

　わが国の65歳以上人口割合は27.7%[12]となり，後期高齢者が増加している。それとともに慢性疾患をもつ高齢者が増加し糖尿病316.6万人，高血圧1,010.8万人，慢性腎不全29.6万人[13]，COPD530万人[14]など[15]，長期的に疾患管理を必要とする高齢者が急増している。これらの人々にとって，自身の日々の健康状態を的確に理解し，主体的な療養生活を送ることを支援する，患者参加型の在宅モニタリングに基づくテレナーシングシステムがある。慢性疾患をもつ者に対し，遠隔地のテレナースがテレナーシングを提供することによって，疾患の増悪予防のための看護・保健指導の提供を行い，ヘルスリテラシー（健康に関する知識）を向上していくことは重要である。

　WHO（世界保健機関）は，心疾患，脳血管疾患，がん，糖尿病，慢性肺疾患などを非感染性疾患（Non-communicable diseases：NCDs）と呼び，これらのNCDsは世界の全死亡の約70%を占めると報告している[16]。このことからも，慢性疾患管理の一つの方法として，テレナーシングは大いに活用できる。

　わが国では，2001年のe-Japan戦略以来，医療へのITの利活用が進められ

てきた。2008年の政府 IT 戦略による遠隔医療推進懇談会の中間報告に遠隔医療の適用例が記され「慢性期疾患在宅患者」と「病状が安定した在宅患者」が挙げられている。現在国内に約1,500の遠隔医療プロジェクトがあるが[17]，この中にテレナーシングの実践報告は少なく，わが国においてのテレナーシングの普及には費用面や制度面の課題がまだ多いことが伺える。

本節では，筆者らが取り組んでいるテレナーシングプロジェクトをモデルとして，アウトカム指標とそのエビデンスを解説する。

▢ アウトカム評価の目的

テレナーシングのアウトカム評価の目的は，テレナーシングが対象者の健康アウトカムを改善するのかを検討することにある。慢性疾患では，疾病そのものの改善（緩解）をアウトカムとすることはできない。むしろ，日常生活の安定性や主体的取り組みの状況，心理社会面の状態，安心感などに注目することが必要である。

テレナーシングにより，疾患のセルフコントロールがうまく行えることによって，急性増悪の発症を抑え，薬剤の処方が減ることなどにより，医療経済面にも注目することができる。しかし，テレナーシングのアウトカム評価指標として明確な指標はまだ定まっていないのが現状である。

テレナーシングは新しい看護の提供方法であるため，在宅患者にどのような有効性があるのかビデンスを示すこと自体が必要である。そのため，メタアナリシスの手法を用いて，アウトカム評価指標別にテレナーシングのエビデンスを示す。

▢ 在宅療養者へのテレナーシングのアウトカム評価

現在のところ，テレナーシングの方法として決められた方法はない。3～6か月程度の期間を定めて，生活上の目標を設定し，それに対して定期的なテレナースによる電話コンサルテーションを行うものや，診療報酬明細等からハイリスク者を選定して，電話による保健指導を提供するもの，また，在宅においての血圧や動脈血酸素飽和度など，在宅療養者のバイタルデータをモニタリングし，テレナースがデータのトリアージを行い，必要な看護・保健相談を行うものなどの方法がある。

本節では慢性疾患在宅療養高齢者を対象とし血圧，脈拍，動脈血酸素飽和度，ピークフローなどのバイタルデータの計測を行い，これに加えて食事，排泄，身体可動性，痛み，浮腫など，予め設定した問診項目への回答を一日1回行って，テレナーシングモニターセンターにこれらのデータを送信し，それをテレナースが医師と取り決めた看護プロトコルに従ってトリアージを行い，必要な看護・保健相談を提供する「在宅モニタリングに基づくテレナーシング」を例

第2章　身体疾患や障害をもつ人へのケアとアウトカム評価

に挙げ，アウトカム評価指標のエビデンスを説明する。

❑ アウトカム指標とエビデンス

　在宅モニタリングに基づくテレナーシングには，どのようなエビデンスがあるのかについて，筆者ら[18]が行ったメタアナリシスをもとに述べる。

　メタアナリシスを行う上では問題の定式化が必要である。問題の定式化はPICO（P-Patient（or Population）；対象とする患者はどんな患者か，I-Intervention or exposure；ある治療や検査をすると，C-Comparison intervention；別の治療・検査と比べて，O-Outcomes；何がどうなるか）により行う。本メタアナリシスのための問題の定式化は以下のように行った。

　P：COPD Ⅲ・Ⅳ期の在宅療養者

　I：在宅モニタリングに基づくテレナーシングを行うと

　C：行わない場合よりも

　O：入院などのアウトカム評価指標が良好であるか

　文献検索には次のデータベースを用いた。Cumulative Index of Nursing and Allied Health Literature（CINAHL）Plus with Full Text, PsycINFO, PubMed, The Cochrane Central Register of Controlled Trials，および医中誌Webである。検索に用いたキーワードは［（telenursing OR tele nursing OR telehealth OR tele care OR telecare OR tele assistance OR e health OR "e" health）AND（COPD OR chronic obstructive pulmonary OR chronic obstructive lung）］とした。検索は2011年10月に行った。ランダム化比較試験，準ランダム化比較試験，非ランダム化比較試験，対照群のない観察研究，症例研究を検討の対象とし，メタアナリシスには，ランダム化比較試験，準ランダム化比較試験を採用した。

❑ 在宅モニタリングに基づくテレナーシングによる入院リスクの減少効果

　テレナーシング実施期間中の入院をエンドポイントとして扱っている論文は6論文あった[19〜24]。

　①　COPDの重症度別入院リスクの検討

　6論文の対象は，COPDの中等症を扱ったものと重症・最重症を扱ったものと2つのサブグループに分けられた。

　COPD中等症群の介入群のテレナーシング実施中の入院発生割合は12％，対照群22％（RR＝0.55; 95％ CI＝0.22-1.36）で，両群間に有意差はなかった。一方，重症・最重症群では，介入群44.4％，対照群56.2％（RR＝0.81; 95％ CI＝0.69-0.95）で，介入群に有意に入院リスクが低かった（資料2-2）。これらのことから，在宅モニタリングに基づくテレナーシングは，重症・最重症COPD者の入院リスクを減少させると考えられる。

39

② テレナーシング実施期間別入院リスクの検討

　6論文のテレナーシング実施期間は3か月から12か月にわたっていた。テレナーシング実施期間を3か月以下，6か月，12か月の3つのサブグループに分けて，メタアナリシスを行った。

　テレナーシング実施期間が3か月以下であったものは2論文で，テレナーシング後の入院は介入群14.3%，対照群22.4（RR＝0.64; 95% CI＝0.31-1.33）[25][26] 6か月間テレナーシングを実施したものでは，介入群30.4%，対照群39.5%（RR＝0.78; 95% CI＝0.50-1.20），12か月実施したものでは，介入群57.3%，対照群70.1%（RR＝0.80; 95% CI＝0.64-1.01）でいずれのサブグループにも有意差はなかった。6論文全体では，介入群38.5%，対照群50.2%（RR＝0.80; 95% CI＝0.68-0.94）で，テレナーシングを行った群に有意に入院した者の割合が低かった（資料2-3）。以上から，入院リスクを減らすテレナーシング実施期間は現段階では明確ではない。

救急受診リスク

　テレナーシング中の救急受診をエンドポイントとして扱っている論文は4論文であった。[27]～[30]これらはテレナーシング実施期間別に3つのサブグループに分けられた（資料2-4）。

　テレナーシング実施期間が3か月以下は1論文で，救急受診者の割合は介入群20%，対照群52.9%（RR＝0.38; 95% CI＝0.14-1.01）（資料2-4）[31]で，介入群に有意に救急受診割合が低かった。6か月実施したサブグループでは，有意な違いは認められなかったが，12か月実施したサブグループでは，介入群37.9%，対照群66.4%（RR＝0.54; 95% CI＝0.36-0.79）と，介入群に有意に救急受診割合が低かった。以上から，テレナーシングは救急受診リスクを軽減することができるといえるが，3か月間のテレナーシング研究の報告数が少なかったため，エビデンスは弱いと考えられ，救急受診リスクを減らすテレナーシング実施期間としては12か月間程度が望まれるだろう。

増悪リスク

　テレナーシング中の増悪をエンドポイントとして扱っている論文は2論文あった。[32][33]いずれも重症・最重症COPDを対象とし，テレナーシング実施期間は3か月以上であった。

　テレナーシング実施中の増悪発症割合は，介入群37.7%，対照群67.2%（RR＝0.57; 95% CI＝0.41-0.79）で，介入群に有意に増悪発症割合が低かった（資料2-5）と報告されている論文数が2件，その対象者数も138名と少数であるため，エビデンスは限定的であるととらえる必要がある。

第2章　身体疾患や障害をもつ人へのケアとアウトカム評価

資料2-2　中等症，重症・最重症 COPD 患者への在宅モニタリングに基づくテレナーシング vs
通常ケアの入院割合のフォレストプロット

| Study or Subgroup | Intervention | | Control | | Weight | Risk Ratio | Risk Ratio |
	Events	Total	Events	Total		M-H, Random, 95% CI	M-H, Random, 95% CI
1.4.1 Moderate COPD study							
Sorknaes 2011	6	50	11	50	3.1%	0.55 [0.22, 1.36]	
Subtotal (95% CI)		50		50	3.1%	0.55 [0.22, 1.36]	
Total events	6		11				
Heterogeneity: Not applicable							
Test for overall effect: Z = 1.30 (P = 0.19)							
1.4.2 Severe and Very severe COPD studies							
Lewis 2010a	4	20	7	20	2.3%	0.57 [0.20, 1.65]	
de Toledo 2006	31	67	59	90	29.6%	0.71 [0.52, 0.95]	
Trappenburg 2008	20	59	23	56	11.7%	0.83 [0.51, 1.33]	
Kamei 2011a	4	20	4	17	1.8%	0.85 [0.25, 2.90]	
Vittaca 2009	40	57	35	44	51.5%	0.88 [0.70, 1.11]	
Subtotal (95% CI)		223		227	96.9%	0.81 [0.69, 0.95]	
Total events	99		128				
Heterogeneity: Tau² = 0.00; Chi² = 1.95, df = 4 (P = 0.74); I² = 0%							
Test for overall effect: Z = 2.53 (P = 0.01)							
Total (95% CI)		273		277	100.0%	0.80 [0.68, 0.94]	
Total events	105		139				
Heterogeneity: Tau² = 0.00; Chi² = 2.79, df = 5 (P = 0.73); I² = 0%							
Test for overall effect: Z = 2.72 (P = 0.007)							
Test for subgroup differences: Chi² = 0.69, df = 1 (P = 0.41), I² = 0%							

0.01　0.1　1　10　100
Favours experimental　Favours control

出所：Kamei, T., Yamamoto, Y., Kajii, F., Nakayama, Y., Kawakami, C.（2012）：Systematic review and meta-analysis of studies involving telehome monitoring-based telenursing for patients with chronic obstructive pulmonary disease, Japan Journal of Nursing Science, 10, 180-192, doi：10.1111/j.1742-7924.2012.00228.x.

資料2-3　3か月，6か月，12か月間の在宅モニタリングに基づくテレナーシング vs
通常ケアの入院割合のフォレストプロット

| Study or Subgroup | Intervention | | Control | | Weight | Risk Ratio | Risk Ratio |
	Events	Total	Events	Total		M-H, Random, 95% CI	M-H, Random, 95% CI
1.1.1 Telenursing implementation 3 months or less							
Sorknaes 2011	6	50	11	50	3.1%	0.55 [0.22, 1.36]	
Kamei 2011a	4	20	4	17	1.8%	0.85 [0.25, 2.90]	
Subtotal (95% CI)		70		67	4.9%	0.64 [0.31, 1.33]	
Total events	10		15				
Heterogeneity: Tau² = 0.00; Chi² = 0.32, df = 1 (P = 0.57); I² = 0%							
Test for overall effect: Z = 1.20 (P = 0.23)							
1.1.2 Telenursing implementation for 6 months							
Trappenburg 2008	20	59	23	56	11.7%	0.83 [0.51, 1.33]	
Lewis 2010a	4	20	7	20	2.3%	0.57 [0.20, 1.65]	
Subtotal (95% CI)		79		76	14.0%	0.78 [0.50, 1.20]	
Total events	24		30				
Heterogeneity: Tau² = 0.00; Chi² = 0.39, df = 1 (P = 0.53); I² = 0%							
Test for overall effect: Z = 1.15 (P = 0.25)							
1.1.3 Telenursing imprementation for 12 months							
Vittaca 2009	40	57	35	44	51.5%	0.88 [0.70, 1.11]	
de Toledo 2006	31	67	59	90	29.6%	0.71 [0.52, 0.95]	
Subtotal (95% CI)		124		134	81.1%	0.80 [0.64, 1.01]	
Total events	71		94				
Heterogeneity: Tau² = 0.01; Chi² = 1.53, df = 1 (P = 0.22); I² = 35%							
Test for overall effect: Z = 1.87 (P = 0.06)							
Total (95% CI)		273		277	100.0%	0.80 [0.68, 0.94]	
Total events	105		139				
Heterogeneity: Tau² = 0.00; Chi² = 2.79, df = 5 (P = 0.73); I² = 0%							
Test for overall effect: Z = 2.72 (P = 0.007)							
Test for subgroup differences: Chi² = 0.35, df = 2 (P = 0.84), I² = 0%							

0.01　0.1　1　10　100
Favours experimental　Favours control

出所：資料2-2と同じ.

資料2-4 3か月，6か月，12か月間の在宅モニタリングに基づくテレナーシング vs 通常ケアの救急受診割合のフォレストプロット

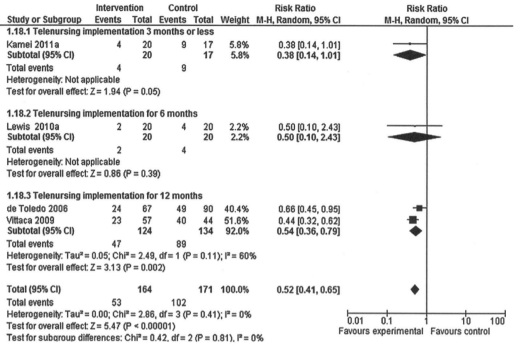

出所：資料2-2と同じ．

◻ 入院回数

　テレナーシング実施中に入院した重症COPD患者の平均入院回数をエンドポイントとして扱っている論文は5論文であった[34～38]。テレナーシング介入群の平均入院回数は0.9（SD1.1）回，対照群は1.4（SD1.8）回（mean difference = －0.14；95% CI = －0.19 to －0.09）で，介入群に有意にテレナーシング期間中の入院回数が少なかった（表2-3）。

◻ 平均在院日数

　テレナーシング実施中に入院した中等症から最重症COPD患者の平均在院（入院）日数をエンドポイントとして扱っている論文は2論文であった[39,40]。介入群の平均在院日数は4.7（SD10.7）日，対照群は4.9（SD8.4）日（mean difference = －0.76；95% CI = －0.79 to －0.73）で，介入群に有意に在院日数が短かった（表2-3）。

◻ 死亡率

　テレナーシング中の中等症から最重症COPD患者の死亡率をエンドポイントとして扱っている論文は5論文（Sorknæs et al., 2011; de Toledo et al., 2006; Kamei et al., 2011a; Lewis et al., 2010a; Shany et al., 2010）であった。死亡率は介入群11.9%，

第2章　身体疾患や障害をもつ人へのケアとアウトカム評価

資料2-5　在宅モニタリングに基づくテレナーシング vs 通常ケアの急性増悪発症割合の
　　　　　フォレストプロット

Study or Subgroup	Intervention Events	Total	Control Events	Total	Weight	Risk Ratio M-H, Random, 95% CI	Risk Ratio M-H, Random, 95% CI
Kamei 2011a	4	20	9	17	10.9%	0.38 [0.14, 1.01]	
Vittaca 2009	25	57	32	44	89.1%	0.60 [0.43, 0.85]	
Total (95% CI)		77		61	100.0%	0.57 [0.41, 0.79]	
Total events	29		41				

Heterogeneity: Tau² = 0.00; Chi² = 0.81, df = 1 (P = 0.37); I² = 0%
Test for overall effect: Z = 3.35 (P = 0.0008)

0.01　0.1　1　10　100
Favours experimental　Favours control

出所：資料2-2と同じ.

表2-3　テレナーシング群と対照群の各評価指標の比較

アウトカム	テレナーシング群	対照群	平均差	95% CI
平均入院回数（回）	0.9（*SD*1.1）	1.4（*SD*1.8）	−0.14	−0.19——0.09
平均在院日数（日）	4.7（*SD*10.7）	4.9（*SD*8.4）	−0.76	−0.79——0.73
死亡率（%）	11.9	9.1	1.36	0.77—2.41

出所：資料2-2と同じ，和訳引用.

対照群9.1％（RR ＝1.36；95％ CI ＝0.77-2.41）で有意差は認められなかった（表
2-3）。

☐ 健康関連 QOL

　テレナーシングを受けた対象者の生活の質（QOL）には，いくつかの異なる
評価尺度が用いられ，3論文，[41〜43]で SGRQ を用いた QOL 評価が行われている。
いずれの単一のランダム化比較試験においても，重症・最重症 COPD 患者へ
のテレナーシングは，健康関連 QOL を有意に改善したと報告している。

☐ セルフケアの問題，不安と安心感

　テレナーシングを受けた COPD 患者に対し，終了時にインタビュー調査を
行った報告から[44][45]，テレナーシングを受けたことにより，「体調の変化にあわて
ることが少なくなり，自分の体調を客観的に判断できるようになった」「不安
が早期に解決された」，「安心感がある」「見守られている」という患者からの
評価，意見が挙げられている。

☐ う　つ

　テレナーシングを受けた COPD で在宅酸素療法を行う患者の GDS-15によ
るテレナーシング実施前後のうつの評価を行ったランダム化比較試験の報告か
ら[46]，テレナーシングはうつの改善に有効であることが示されている。

表 2-4　テレナーシング利用者のアウトカム評価指標として利用可能な項目とエビデンス

領域	アウトカム評価項目	エビデンス
身体面 （身体的 安定性）	・増悪の発症 ・入院 ・救急受診 ・入院した回数 ・死亡率	・重症・最重症 COPD 者の急性増悪リスクを減少する ・重症・最重症 COPD 者の入院リスクを減少する ・入院リスクを減らすテレナーシング実施期間は明確ではない ・テレナーシングを12か月以上実施した場合，重症・最重症 　COPD 者の救急受診リスクを減少する ・重症 COPD 者のテレナーシング実施期間中の入院回数を減 　少する ・テレナーシングは COPD 者の死亡率に影響を与えない
心理面 （心理的 安定性）	・セルフケア ・不安 ・安心感 ・うつ ・健康関連 QOL	・重症・最重症 COPD 者のセルフケア上の問題を改善する ・重症・最重症 COPD 者の不安軽減をもたらす ・重症・最重症 COPD 者の安心感をもたらす ・重症・最重症 COPD 者のうつを低下する ・重症・最重症 COPD 者の健康関連 QOL を向上する
医療経 済面	・在院日数 ・費用対効果	・中等症から最重症 COPD 者の平均在院日数を減少する ・最重症 COPD 者の費用対効果が高い

⬜ 費用対効果

　テレナーシングによる費用対効果を報告したランダム化比較試験の報告からはテレナーシングにより入院が抑制されるため，費用対効果は高いと報告されている。[47]

　以上から，在宅モニタリングに基づくテレナーシングは，表2-4のような身体面，心理面，医療経済面のエビデンスがある看護の新たな方法であるといえる。これらをアウトカム評価指標として利用することが可能である。

第2章　身体疾患や障害をもつ人へのケアとアウトカム評価

③ 認知症ケアとアウトカム評価およびアクションプラン

❏ 認知症ケアのアウトカム評価票の目的

　わが国は超高齢社会であり，加齢とともに認知症をもつ者は増加している。2015年，政府から認知症施策推進総合戦略（新オレンジプラン）が策定され，認知症に対するケアの質向上が期待されている。筆者は在宅ケアのアウトカム評価に取り組んでいた経験をもっていたため，ケアの現場から，ぜひ認知症ケアに使えるようなアウトカム評価票を作成してほしいと要望を受けた。そこで，文献検索をして，認知症ケアのアウトカム評価票を検索したが，見つからなかった。すでに，認知症の診断にも活用されている改訂長谷川式簡易知能評価スケール（HDS-R）や Mini-Mental State Examination（MMSE）では，質問項目の回答で評価されているが，ケア側から見れば，これらの質問に答えることを求めてはいない。筆者は本人の症状緩和，できること，その人らしさを大切にしたいという想いがあった。そこで，アウトカム評価の文献検索や認知症ケアに携わっている人たちへの調査，専門家会議による検討を重ねた結果，筆者は認知症ケアのアウトカム評価票の開発を行った。そして，その妥当性も検証した。[48]

❏ 認知症ケアのアウトカム評価指標の提示と使用方法

　アウトカム評価の主な項目は「認知症症状・精神的安定」，「生活・セルフケア行動」，「その人らしい生き方」，「介護者」の4つの柱であり，具体的な評価項目は全部で20項目とした（資料2-6）。認知症症状・精神安定には，ケアによって改善が期待できる笑顔，BPSD（Behavioral and Psychological Symptoms of Dementia）を入れた。笑顔は認知症高齢者の快状態を示し，最後まで残る能力である。[49]ケア現場からも，認知症者の笑顔がケアの成果として評価したいという意見が多かった。

　次に，生活・セルフケア行動については，主な IADL と ADL で構成した。そして，その人らしい生き方の項目は認知症のパーソンセンタードケアで重視しているその人らしさ・パーソンフッド（Personhood）の理念を取り入れた。パーソンフッドを評価するにはどうしたらよいか，悩んだがその人らしい外見の保持，あいさつ，役割の発揮等を組み入れた。介護者の項目は，わが国では必須と考え，認知症者の受容段階や接し方，疲労状況を評価項目とした。

　この評価票のオリジナルな点はアウトカムを判定するだけでなく，「アウトカムを高めるケア」を設定したことである。これは，認知症ケアを標準化したものであり，ベストなケア実践もチェックできるように工夫されている。その

45

資料2-6　認知症ケアのアウトカム評価票

1．認知症症状・精神的安定の項目（3項目）

評価項目	アセスメント番号 過去1週間（数日間）で最もあてはまるものを選択してください	月　日	アウトカムを高めるケア ☑ 実施したらチェックする	月　日	アウトカム判定
①笑顔	笑顔が見られますか？ 0：毎日笑顔が見られる 1：ほぼ毎日笑顔が見られる 2：時折笑顔が見られる 3：あまり笑顔が見られない 4：全く笑顔なし その他（　　　　　）		□原因・背景の追求 □本人の好きな活動や会話を取り入れる □浴槽につかる，シャワー時間を増やすなど，快適ケアを取り入れる □マッサージ，スキンシップ □歌や趣味活動の実施 □回想法 □その他（　　　　　　　　）		□最高値持続 □改善 □維持 □悪化 □最低値持続
②精神症状 （不安，幻覚，妄想，うつなど）	精神症状はどの程度ありましたか？ <u>（左記の精神症状のうち，1つでも該当する症状があればその症状について回答してください）</u> 0：全くない 1：まれにある（1～3日間ほんの短時間） 2：時にある（3日以上の短時間あるいは3日以内終日） 3：しばしば（3日以上ほとんど終日） 4：毎日ある その他（　　　　　）		□原因・背景の追求 □環境整備 □訴えを聞き，サインをキャッチする □安心させる優しい声かけ □薬の適切な量の処方と服薬状況の確認 □妄想から現実に戻るような声かけ □今の不安を受け止める □その他（　　　　　　　　）		□最高値持続 □改善 □維持 □悪化 □最低値持続
③行動症状 （徘徊，多動，不潔行為，収集癖，暴言，暴力，介護への抵抗など）	行動症状はどの程度ありましたか？ <u>（左記の精神症状のうち，1つでも該当する症状があればその症状について回答してください）</u> 0：全くない 1：まれにある（1～3日間ほんの短時間） 2：時にある（3日以上の短時間あるいは3日以内終日） 3：しばしば（3日以上ほとんど終日） 4：毎日ある その他（　　　　　）		□原因・背景の追求 □環境整備 □訴えを聞く □安心させる優しい声かけ □薬の副作用の確認 □今の不安を受け止める □徘徊に付き合う □散歩をする □不快なものを取り除き，快的刺激を提供する □その他（　　　　　　　　）		□最高値持続 □改善 □維持 □悪化 □最低値持続

2．生活・セルフケア行動の項目（8項目）

①身づくろい	自分で身づくろいができますか？ 0：身づくろいが自分でできる 1：物品の準備，声かけや見守りがあればできることもある 2：顔を拭くなど一部動作はできるが，部分的介助が必要 3：自分ではできず全介助が必要 4：身づくろいはできない（拒否などで） その他（　　　　　）		□原因・背景の追求 □模範を示す □物品を整える □声かけ □少し手を添えて介助する □その他（　　　　　　　　）		□最高値持続 □改善 □維持 □悪化 □最低値持続
②入浴	自分で入浴ができますか？ 0：自分で入浴動作ができる 1：入浴に必要な道具を準備し，声かけや見守りがあればできる 2：浴槽の出入りの手伝いなど，部分介助を受け入浴ができる（体を部分的に洗う，石けんを洗い流すなど一部はできる） 3：自分ではできず全介助を要する 4：入浴はできない（拒否などで） その他（　　　　　）		□原因・背景の追求 □入浴環境の工夫 □本人に合った入浴順序を工夫し，なじみの担当者で介助をする □入浴しない要因に対する工夫 □混乱しないよう声かけ・誘導 □プライバシーの確保 □その他（　　　　　　　　）		□最高値持続 □改善 □維持 □悪化 □最低値持続

第2章　身体疾患や障害をもつ人へのケアとアウトカム評価

③食事	自分で食事ができますか？ 0：すべての食事動作が自分でできる 1：食事を準備し，声かけや見守りをすればできる 2：食べ物を飲み込む，咀嚼するなどはできるが，食べ物を口に運ぶために部分介助を要する 3：飲み込みも悪く全介助を要する 4：経口摂取はできない（胃瘻造設，IVHなど） その他（　　　　　　　　）		□原因・背景の追求 □スプーン，箸，皿，コップの工夫 □食事内容（とろみ，ソフト食）の工夫 □少しずつ食事を出す □本人のペースに合わせた介助 □見守り・声かけ □行動誘発刺激（コップを手に持たせる，口に食事を持っていく）など □食事に集中できる環境を整える □その他（　　　　　　　　　　）	□最高値持続 □改善 □維持 □悪化 □最低値持続
④トイレでの排泄	自分でトイレで排泄できますか？ 0：トイレ動作が自立し，自分でできる 1：物品の準備，排泄を促す声かけや見守りがあればできる 2：移動やズボンの上げ下げなど，部分介助を受ければできる（臀部を拭くなど一部できる動作もある） 3：全介助にてトイレで排泄できる 4：トイレでの排泄はできない（始終オムツにて排泄） その他（　　　　　　　　）		□原因・背景の追求 □排泄のサインを把握する □排泄に合わせた声かけ，誘導 □トイレの場所をわかりやすくする □排泄アセスメント（回数・時間） □手すりや便器の工夫 □すみやかなパット・オムツ交換 □声をかけながら介助する □化粧・身だしなみを整える □その他（　　　　　　　　　　）	□最高値持続 □改善 □維持 □悪化 □最低値持続
⑤歩行	自分で移動ができますか？ 0：自分の足で歩行し移動できる 1：杖や歩行器などを使用する，注意を促す，見守りの中で歩行している 2：車いすの操作，手引き歩行など一部できる動作もあるが，移乗や立ち上がりなどの部分介助が必要 3：自分で車いすの移乗はできず，全介助が必要 4：車いすも使用できず，ストレッチャーやベッド移送が必要 その他（　　　　　　　　）		□原因・背景の追求 □シルバーカー，歩行器の使用 □車いすの準備と使用の声かけ □手すり・持つところの工夫 □迷子にならないための工夫 □リハビリテーション，体操 □手引き歩行 □同伴して歩く □散歩，外出機会の提供 □定期的に車いすに移乗 □その他（　　　　　　　　　）	□最高値持続 □改善 □維持 □悪化 □最低値持続
⑥休息・睡眠	自分で調整して睡眠や休息がとれていますか？ 0：疲労を事前に予測して，自分で調整して休むことができる 1：疲れたら自分から休むことができる 2：人に促されたら休むことができる 3：薬を使用すれば休むことができる 4：休むことができない その他（　　　　　　　）		□原因・背景の追求 □本人の訴えをよく聴く □昼間，日光に当たる □散歩やレクリエーションやリハビリテーション □内服薬の副作用チェック □不快感・痛みの除去 □添い寝，スキンシップ □その他（　　　　　　　　　）	□最高値持続 □改善 □維持 □悪化 □最低値持続
⑦金銭管理	自分で金銭管理ができますか？ 0：すべて自分一人でできている 1：日常の金銭管理なら助言が無くてもできる 2：誰かが助言や見守りをすればできる 3：誰かが全面的に代行する必要がある 4：金銭を全く扱っていない その他（　　　　　　　）		□原因・背景の追求 □お金の使い方を一緒に考える □買い物や銀行に付き添う □メモの活用 □支払いは通帳引き落としにする □家族・知人に協力を求める □成年後見制度の活用 □その他（　　　　　　　　　）	□最高値持続 □改善 □維持 □悪化 □最低値持続
⑧事故防止	自分で事故を防止することができますか？ 0：自分一人で防止できる 1：環境整備，声かけ，誘導をすれば防止できる 2：部分的に他者の誘導・監視を要する 3：常に他者の誘導・監視を要する 4：事故を防止できない（事故が常に起こっている）		□原因・背景の追求 □リスクアセスメント □本人の周囲に危険なものを置かない □本人の行動を見守る □転倒感知装置の導入 □飲み込みやすい食事の工夫 □IH（電磁調理器）導入 □タイマーの活用 □メモや注意書きの活用 □その他（　　　　　　　　　）	□最高値持続 □改善 □維持 □悪化 □最低値持続

３．その人らしい生き方の項目（6項目）

①外見の保持	外見はその人らしさが保たれていますか？ 0：いつも保持できている 1：ほぼ保持できている 2：保持できていることとできていないことが同じくらいある 3：保持できていないことが多い 4：保持できていない その他（　　　　　　　　　　）	□原因・背景の追求 □なじみの服を持ち込む □整容を行う □着衣・着脱を整える □化粧を行う □他との交流の場 □その他（　　　　　　　　　　）		□最高値持続 □改善 □維持 □悪化 □最低値持続
②あいさつ	あいさつしたときの反応はいかがですか？ 0：自分から相手にわかる言語と表情で返事ができる 1：言葉ははっきりしないが，うなずくなどの反応ができる 2：何らかの反応ができる 3：反応がないことが多いが，時に何らかの反応ができる 4：常に反応なし その他（　　　　　　　　　　）	□原因・背景の追求 □毎日笑顔ではっきりとあいさつする □目を見て話す □個別にかかわる時間を多くする □スキンシップ □本人との交流を頻回に持ち，なじみの関係をつくる □その他（　　　　　　　　　　）		□最高値持続 □改善 □維持 □悪化 □最低値持続
③意思表示	自分の意思が表示できていますか？ 0：いつも自分で表示できる 1：自分で表示できることが多い 2：声かけしてもらえればできる 3：声かけしても時々できないことがある 4：常に表示できない その他（　　　　　　　　　　）	□原因・背景の追求 □意思をよく聴く □意思表示のため，家族・職員に働きかける □その都度説明を行い，同意を得る □外出・外泊の機会を持つ □帰宅できるよう在宅支援を調整する □信教の継続 □反応からニーズを予測 □その他（　　　　　　　　　　）		□最高値持続 □改善 □維持 □悪化 □最低値持続
④コミュニケーション	コミュニケーションが成り立ちますか？ 0：いつも成り立つ 1：ほとんど成り立つ 2：成り立つ時と成り立たない時が同じくらいである 3：ほとんど成り立たない 4：成り立たない その他（　　　　　　　　　　）	□原因・背景の追求 □目を見て話す □訴えを聴く □興味のあることを語りかける □回想法 □スキンシップ □感情に働きかける □個別にかかわる時間を多くする □本人特有のサインを引き出す □その他（　　　　　　　　　　）		□最高値持続 □改善 □維持 □悪化 □最低値持続
⑤役割の発揮	役割を発揮していますか？ 0：ほぼ毎日あり 1：週に数回あり 2：月に数回あり 3：2～3カ月に数回あり 4：全くない その他（　　　　　　　　　　）	□原因・背景の追求 □お絞りたたみなどの役割提供 □過去の習慣や特技を生かした役割の実現 □家族への協力依頼 □役割発揮に対して褒める，感謝する □いろいろなレクリエーションの機会を取り入れる □行動を誘発できる道具や環境の工夫 □その他（　　　　　　　　　　）		□最高値持続 □改善 □維持 □悪化 □最低値持続
⑥趣味・生きがいの実現	趣味や生きがいを実現する機会がありますか？ 0：ほぼ毎日あり 1：週に数回あり 2：月に数回あり 3：2～3カ月に数回あり 4：全くない その他（　　　　　　　　　　）	□原因・背景の追求 □本人の過去・生い立ちの理解 □趣味を生かしたレクリエーションを計画し実施する □道具の工夫 □個別に考えた催しを企画・実施する □その他（　　　　　　　　　　）		□最高値持続 □改善 □維持 □悪化 □最低値持続

第2章　身体疾患や障害をもつ人へのケアとアウトカム評価

4．介護者の項目（6項目）

①認知症者の受容	介護者は認知症をもったその人を受け入れていますか？ 0：受容してる 1：一部受容しているが，割り切りやあきらめがみられる 2：受容できず，混乱・怒り・拒絶がみられる 3：認知症であることを知り，戸惑いや否定がみられる 4：認知症であることも知らない その他（　　　　　　　　　　　）	□原因・背景の追求 □日頃から声かけ，交流を頻回にもつ □相手を理解しようと努める □介護者の不満を聴く □介護者に休む時間を提供する □家族会の紹介 □その他（　　　　　　　　）	□最高値持続 □改善 □維持 □悪化 □最低値持続
②接し方・介護方法の取得	介護者は介護技術（接し方を含む）を取得していますか？ 0：認知症を理解して介護ができている 1：認知症の介護をおおよそ理解して介護できている 2：一般的な介護はできているが，認知症を理解した介護はしていない 3：簡単で一般的な介護のみしている 4：一般的な介護も認知症も理解していない その他（　　　　　　　　　　　）	□原因・背景の追求 □介護方法について相談・教育 □介護者がわかりやすい方法を共に考える □介護者ができていることを褒める □介護者の訴えをよく聴く □サービス利用を教える □家族会の紹介 □その他（　　　　　　　　）	□最高値持続 □改善 □維持 □悪化 □最低値持続
③介護者のストレス・疲労の様子	介護者はストレスや心身の疲れがみられますか？ 0：疲労感はない 1：軽度の疲労がみられる 2：疲労していることが多い 3：かなり疲労がみられる 4：疲労感で入院や治療を必要とする その他（　　　　　　　　　　　）	□原因・背景の追求 □疲労の訴えをよく聴く □休む時間をつくる □職員同士の協力 □サービスの種類と量の調節 □その他（　　　　　　　　）	□最高値持続 □改善 □維持 □悪化 □最低値持続

出所：内田陽子（2013）：教え上手の短時間学習，看護アセスメント力鍛え方＆教え方2つのトレーニング，184-187，日総研，一部筆者修正．

手順については後述の**資料2-8**に示している。

◻ **アウトカム評価指標の現場での使用によるケアまたは連携・ケアシステムなどへの評価結果**

　2007年に看護学生の認知症高齢者に対する実習前後の評価でこのアウトカム評価票を使用した[50]。その結果，約2週間の実習期間でも高齢者の状態改善がみられることが明らかになった[51]。**表2-5**にはこの研究と今までの研究から，短期で改善しやすいアウトカムとアウトカムを高めるケアを示した。

◻ **施設でのアウトカム評価と質改善のアクションプラン**

　ケアを行う者は，個々の利用者のみならず所属機関全員のアウトカムを高めるためのアクションプランを考えることが大変重要である。**資料2-7**はトイレでの排泄のアウトカムを高めるためにスタッフ全員が取り組めるアクションプランの例を示す。

表 2-5 短期で改善しやすいアウトカム項目とケア

アウトカム項目	ケア実施項目
笑 顔	好きな活動や会話を取り入れる
趣味・生きがいの実現	過去・生い立ちの理解，レクの実施
外見の保持	整容を行う，他者との交流
コミュニケーション	感情に働きかける，個別に関わる時間を持つ
精神症状	環境整備
行動症状	原因・背景の追及
身づくろい	模範を示す
食 事	食事内容の工夫，少しずつ食事を出す
役割の発揮	おしぼりたたみなど役割の提供

出所：内田陽子（2012）：認知症ケアのアウトカム評価方法と質改善の手引
書（第3版），12の表8修正，松本印刷工業.

資料 2-7 アクションプラン

<アクションプラン>

①立案日（2015年4月15日）
②機関名（内田訪問看護ステーション）

<③質改善チームメンバー>

1. 内田 所長 　　2. 村上（看護師）　　　　　3. 田原（理学療法士）
4. 谷本（介護福祉士）5. 三井（介護福祉士）　　　　6. 中里（ボランティア）

<④目標 トイレでの排泄のアウトカムを維持・改善する>

⑤具体策	⑥責任者	⑦実施予定期間	⑧実施の有無
1. 排泄ノートに排泄時間と排泄の有無，排泄のサイン，排泄の際にできること・できないことを記入する	村上	4/15〜4/30	○
2. 1により排泄誘導のタイミング（食前，食後，午睡前など）を決める	村上	5/1〜5/7	○
3. 利用者に合ったケア（声かけ，誘導のしかた，手すりの使い方，パンツの上げ下げ，移乗介助など）を立案し，訪問時に実施するとともに介護者に提案する	村上・谷本	5/8〜	○
4. トイレの場所をわかりやすく明記する	三井	4/16	○
5. 歩行や立ち上がりの筋力が衰えないよう，訪問時に足踏み運動など簡単な体操を行う	田原	4/20〜	○

出所：内田陽子（2012）：認知症ケアのアウトカム評価方法と質改善の手引書（第3版），14，アクショ
ンプランの例を一部修正，松本印刷工業.

▢ グループホームや小規模多機能型居宅介護施設でのアクションプラン

　筆者は地域に住んでいる認知症高齢者に着眼し，グループホームや小規模多
機能型居宅介護サービスを利用している者に対して，認知症ケアのアウトカム
評価票とアクションプランを立案，実施した。そして，24人の改善がみられた
者に実施されたプランの内容を一部表2-6にまとめた。これを見ると，認知
症に配慮した声かけや楽しみや役割を提供する，環境を心地よいものにする等
のケアを行えば，認知症であってもアウトカムが高まることがわかる。

第2章　身体疾患や障害をもつ人へのケアとアウトカム評価

表2-6　改善事例のアクションプランの一部

役割・趣味・いきがいの実現	・書道や詩吟・俳句などおしつけず他者が書いたものにアドバイスいただく	・他人への整髪状況をみてもらい，アドバイスもらう	・音楽を聴いてリラックスを図り気分転換する	・料理，洗濯，ボタンつけについては見守りで行ってもらう
声かけ・接し方・コミュニケーションの工夫	・反応は乏しくても感情を察し，感情の声かけを行う	・本人の正面でしっかり目を見て，笑顔でゆっくりと話をしてケアを行う	・本人が理解できる言葉を使い，一つ一つ伝え，混乱をさける	・声かけをよく行い，1対1の関係の場をつくる
家族ケア	・本人の入所の適応状態を家族に伝え，ねぎらう	・職員が家族と触れ合う機会を増やし普段も挨拶や声かけをよく行う	・家族の利用者に対する否定的な思いも表出させ価値を認める	・壊れた父親像を受け止められない息子の気持ちを受け止め，受容段階を確認する
外出ケア	・家族との面会時間を大切に調整し時々外出を促す	・お化粧をして外出し他者と会う機会をつくる	・散歩や体操をして活動性を高める	・時々気分転換に散歩する
体調管理	・血圧チェック，水分補給を促し再梗塞発作に注意	・血圧・体温・水分摂取量など日頃の体調管理に注意	・便・尿失禁・回数をチェック	・尿量・性状・混濁をみる

出所：内田陽子，井上謙一，古郡理重他（2012）：認知症高齢者の状態改善をもたらしたアクションプランの特徴—グループホーム・小規模多機能型居宅介護・ディサービスでの取り組み—，群馬保健学紀要，33，5の表4を一部修正.

☐ アウトカム指標を用いることによるケアまたは連携・ケアシステムなどへの効果

　認知症ケアのアウトカム評価を用いることで，職員は認知症であってもアウトカムは高まることを実感し，様々なアクションプランを立案することで，通常のケアにも工夫をするようになった。また，新人教育などで，認知症高齢者へのアセスメントのポイントを説明しやすくなった，ケアのヒントも提示できるようになった等の教育の面にも副次的な成果が得られた。また，認知症ケアの介入研究や事例検討にも使用でき，研究にも役立っている。

☐ 病院における取り組み

　2016年診療報酬改定時に認知症ケア加算が新設された。そこで，2017年に病院において，認知症ケアのアウトカム評価を使えるかどうかテストを行った。その結果，使用できることがわかった。今後，評価票を改良し，電子化する予定である。このことにより，認知症ケアのデータ蓄積ができ，アウトカムを高めるケアの解析が可能となれば，あいまいであった認知症ケアのエビデンスが明確になるといえる。

資料2-8　認知症ケアのアウトカム評価票記入の手順

評価項目	アセスメント番号	1回目 （4月1日）*手順1：測定日の記入 アセスメント番号	アウトカムを高めるケア	2回目 （6月1日）*手順1：アセスメント日を設定する アセスメント番号	アウトカム判定
a. 身づくろい	過去1週間の日中の行動に最も当てはまるものを選択してください。 自分で身づくろいはできますか？ 0：身づくろいが自分でできる。 1：物品の準備、声かけや見守りがあればできることもある 2：顔を拭くなど一部の動作はできるが、部分的な介助が必要 3：自分ではできず全介助が必要 4：身づくろいはできない（拒否など） その他（　　　　　）	2 *手順2	☑実施したらチェックする □　原因・背景の追求 □　模範を示す。 ☑　物品を整える。 ☑　声かけ。 □　少し手を添えて介助する。 □　その他 （　　　　　　　） *手順3	1 *手順4	□最高値持続 ☑改善 □維持 □悪化 □最低値持続 *手順5
記入方法 の解説	設問に対する回答は0が正常で数字が大きくなるほど重度になっています。該当しない場合、その他に記入します。	手順2 該当する利用者の状態を表す回答番号を記入します。	手順3 1と2回目測定間に実施したケアに該当するものに☑チェックします。	手順4 該当する利用者の状態を表す回答番号を記入します。	手順5 0→0「最高値持続」、1回目より2回目が数値が小さい場合「改善」、大きい場合「悪化」、4→4は「最低値持続」、変化がない場合「維持」

出所：内田陽子（2012）：認知症ケアのアウトカム評価方法と質改善の手引書（第3版）、7の表3、松本印刷工業.

第2章　身体疾患や障害をもつ人へのケアとアウトカム評価

○ 注

(1)　日本呼吸器学会・日本呼吸管理学会（2006）：酸素療法ガイドライン，108，メディカルレビュー社．

(2)　ガスレビュー（2015）：ガスメディキーナ，20，72，ガスレビュー．

(3)　亀井智子（2000）：在宅酸素療法（HOT），島内節，友安直子，木村恵子編，在宅ケアクリニカルパスマニュアル，149，中央法規出版．

(4)　日本クリニカルパス学会（2016）：クリニカルパスの定義（http://www.jscp.gr.jp/about.html）（2016.7.14）．

(5)　Elaine, R. Danis（1994）：Total quality management for home care, 353, Aspen Publishers, inc.

(6)　前掲(3)．

(7)　亀井智子，内田陽子（2002）：在宅酸素療法実施者におけるパス法を用いた訪問看護内容・頻度の標準化枠組みの開発と評価―利用者アウトカムおよび費用対効果比分析によるケースコントロール研究―，日本地域看護学会誌，5（1），43-49．

(8)　International Council for Nurses（2001）：Telenursing fact sheet（http://www.icn.ch/images/stories/documents/publications/fact_sheets/18b_FS-Telenursing.pdf）（2016.7.8）．

(9)　Britton, B. P., Engelke, K., M., Still, A. T., et al.（1999）：Innovative approaches to patient care management using TeleHomecare, Home Health Care Consultant, 6（12），11-16.

(10)　Whitten, P., Mickus, M.（2007）：Home telecare for COPD/CHF patients：Outcomes and perceptions, Journal of Telemedicine and Telecare, 13(2), 69-73.

(11)　Lorentz, M.（2008）：Telenursing and home healthcare, the many facets of technology, Home Healthcare Nurse, 26(4), 237-243.

(12)　総務省（2017）：統計トピックス No. 103，統計からみた我が国の高齢者（65歳以上）（www.stat.go.jp）（2018.7.28）．

(13)　厚生労働省（2016）：平成26年（2014）患者調査の概況（http://www.mhlw.go.jp/toukei/saikin/hw/kanja/14/index.html）（2016.7.8）．

(14)　Fukuchi, Y., et al.（2001）：Prevalence of chronic obstructive pulmonary disease in Japan：results from the Nippon COPD epidemiology（NICE）study, European Respiratory Society, 18（suppl. 33），275s.

(15)　Lilley, R.（1998）：Disease Management／池上直己監訳（2001）：疾病管理，193，じほう．

(16)　World Health Organization（2016）：Noncommunicable diseases and mental health（http://www.who.int/nmh/en/）（2016.7.5）．

(17)　遠隔医療学会(2013)：図説・日本の遠隔医療 2013(http://jtta.umin.jp/pdf/telemedicine/telemedicine_in_japan_20131015-2_jp.pdf)（2016.7.8）．

(18)　亀井智子，山本由子，梶井文子，中山優季，亀井延明（2011）：COPD 在宅酸素療法実施者への在宅モニタリングに基づくテレナーシング実践の急性増悪および再入院予防効果―ランダム化比較試験による看護技術評価―，日本看護科学学会誌，31(2)，24-33．

(19)　de Toledo, P., Jiménez, S., del Pozo, F., Roca, J., Alonso, A., Hernandez, C.（2006）：Telemedicine experience for chronic care in COPD, IEEE Transactions in Information Technology in Biomedicine, 10, 567-573.

(20)　前掲(18).

(21)　Lewis, K. E., Annandale, J. A., Warm, D. L., Hurlin, C., Lewis, M. J., Lewis, L. (2010)：Home telemonitoring and quality of life in stable, optimized chronic obstructive pulmonary disease, Journal of Telemedicine and Telecare, 16, 253-259.

(22)　Sorknæs, A. D., Madsen, H., Hallas, J., Jest, P., Hansen-Nord, M. (2011)：Nurse tele-consultations with discharged COPD early readmissions- an interventional study, The Clinical Respiratory Journal, 5, 26-34.

(23)　Trappenburg, J. C., Niesink, A., de Weert-van Oene, G. H., van der Zeijden, H., van Snippenburg, R., Peters, A. (2008)：Effects of telemonitoring in patients with chronic obstructive pulmonary disease, Telemedicine and E-Health, 14, 138-146.

(24)　Vittaca, M., Bianchi, L., Guerra, A., Fracchia, C., Spanevello, A., Balbi, B., et al. (2009)：Tele-assistance in chronic respiratory failure patients：A randomized clinical trial, European Respiratory Journal, 33, 411-418.

(25)　前掲(22).

(26)　前掲(18).

(27)　前掲(19).

(28)　前掲(18).

(29)　前掲(21).

(30)　前掲(24).

(31)　前掲(18).

(32)　同前.

(33)　前掲(24).

(34)　前掲(19).

(35)　Lewis, K. E., Annandale, J. A., Warm, D. L., Rees, S. E., Hurlin, C., Blyth, H., et al. (2010)：Does home telemonitoring after pulmonary rehabilitation reduce healthcare use in optimized COPD? A pilot randomized trial, Journal of Chronic Obstructive Pulmonary Disease, 7, 44-50.

(36)　Shany, T., Hession, M., Pryce, D., Galang, R., Roberts, M., Lovell, N., et al. (2010)：Home telecare study for patients with chronic lung disease in the Sydney west area health service, Studies in Health Technology and Informatics, 161, 139-148.

(37)　前掲(23).

(38)　前掲(24).

(39)　前掲(22).

(40)　前掲(23).

(41)　亀井智子，山本由子，中山優季，蝶名林直彦，西村直樹，辻洋介 (2011)：COPD HOT 患者の在宅モニタリングに基づくテレナーシングの急性増悪と QOL 改善効果―ランダム化比較試験―，日本呼吸ケア・リハビリテーション学会誌，21 (Suppl.)，224s.

(42)　前掲(35).

(43)　前掲(36).

(44)　Kamei, T., Kamei, N., Murase, S. (2007)：Development and Cost Effectiveness of a Telenursing System for Home Oxygen Therapy Patients and an Educational Program for Telenurses, Journal of eHealth Technology and Application, 5(3), 304-308.

(45)　前掲(18)

第2章　身体疾患や障害をもつ人へのケアとアウトカム評価

⑷　亀井智子，山本由子，梶井文子，中山優季（2012）：慢性閉塞性肺疾患で在宅酸素療法を受ける患者へのテレナーシング実践のうつ改善の効果，日本地域看護学会講演集，52，聖路加看護大学．

⑷　亀井智子，山本由子，中山優季他（2010）：慢性閉塞性肺疾患（COPD）で在宅酸素療法（HOT）を受ける患者に対するテレナーシング実践の費用対効果の検討，日本遠隔医療学会誌，6（2），133-135．

⑷　Yoko Uchida（2012）：Development and Validation of the Outcomes and Assessment Scale for Dementia Care, THE KITAKANTO MEDICAL JOURNAL, 62(1), 23-29.

⑷　山口晴保編著（2010）：認知症の正しい理解と包括的医療・ケアのポイント，175，協同医書出版社．

⑸　内田陽子（2011）：短期間で改善しやすい認知症ケアのアウトカム評価に影響する因子─看護学生の実習前後の評価分析─，日本認知症ケア学会誌，10(1)，11-19．

⑸　同前．

⑸　内田陽子，井上謙一，古郡理重他（2012）：認知症高齢者の状態改善をもたらしたアクションプランの特徴─グループホーム・小規模多機能型居宅介護・デイサービスでの取り組み─，群馬保健学紀要，33，1-7．

⑸　内田陽子，小池彩乃，岩崎彩華他（2018）：包括的BPSDケアシステムの開発─病院における認知症ケアのアウトカム評価票適応の検討─，日本エンドオブライフケア学会第2回学術集会，101．

第3章
高齢者の基本的生活行動の自立のケアとアウトカム評価

本章で学ぶこと

本章では高齢者の基本的な生活行動の自立をめざしたアセスメントとケアの内容・方法に基づくアウトカム評価の枠組みを述べ，実践例に基づいて事例へのアウトカム評価の実用化の方法について述べる。

排泄自立をめざすセルフケアとアウトカム評価

地域住民が抱えている排尿症状と評価の目的

排尿症状の疫学調査は様々なものがあるが，筆者が行った地域住民への調査[1]では，夜間頻尿をもつ者4割，腹圧性尿失禁3割，昼間の頻尿2.5割，切迫性尿失禁2割程度いることがわかった。排尿は年だからしかたないと諦めている人は多いが，そのまま放置すればその人のQOLの低下に大きく影響する。

筆者は排尿症状が住民の外出頻度に影響を及ぼすことを明らかにした[2]。排尿症状が悪化すると閉じこもり，心身虚弱となり，介護を要する状態になる可能性がある。また，排泄の悪化は介護者の負担感を高め，サービス提供者側においても大きな手間をかける。そのため，排尿症状の評価は本人のQOL低下や介護予防および費用節約に必要となる。主な排尿症状（正式は，下部尿路症状 lower urinary tract symptoms：LUTS）を表3-1に示す。

排泄自立に関するセルフケア講座の内容

筆者らは2008年から現在に至るまで，排泄自立についてのセルフケア講座を地域で展開し続けてきた。その内容は表3-2に示す。排泄のしくみや各症状の特徴，日誌をつけてのセルフケアチェック，適切な生活行動，予防する体操，環境整備，薬剤，パンツやパッドの効果的な使い方等について実演しながら，わかりやすく講習を行っている。最後は，筆者内田陽子が作詞・作曲・振り付けした「輝く，私に！―尿失禁予防体操」（資料3-1）を音楽とともに一緒に

表 3-1　下部尿路症状

Ⅰ．蓄尿症状	膀胱内に尿を貯めることが困難である症状
1）頻尿	排尿回数が多く，困っている状態が患者の愁訴である
昼間頻尿	日中の排尿回数が多く，困っている。通常は昼間の排尿回数が 8 回以上の者
夜間頻尿	夜間排尿のために 1 回以上起きなければならず，困っている
2）尿失禁	尿が不随意で漏れるという患者の愁訴
腹圧性尿失禁	くしゃみ，咳，労作時，運動時等の腹圧時に尿が漏れる
切迫性尿失禁	尿意切迫感とともに尿が漏れる
溢流性尿失禁	前立腺肥大などで尿が膀胱内に溜まっているが，あふれ出すように尿が漏れる
機能性尿失禁	尿路は正常なのに手足が不自由，認知症等でトイレにいけずに尿が漏れる
Ⅱ．排尿症状	膀胱内から外にうまく尿を排出できない症状
尿勢低下	尿の勢いが弱い
尿線途絶	尿線が排尿中に 1 回以上途絶える
排尿遅延	排尿準備ができてから排尿開始が遅い
腹圧排尿	腹圧をかけないと排尿が困難である
終末滴下	排尿の終了が延長し，尿が滴下する程度まで尿流が低下する
Ⅲ．排尿後症状	排尿後の症状
残尿感	膀胱内に尿が残った感じがする
排尿後滴下	排尿直後に不随意に尿が出てくる

出所：日本排尿技能学会，過活動膀胱診療ガイドライン作成委員会（2015）：過活動膀胱診療ガイドライン第 2 版，6，表 4 を一部引用筆者が追加修正.

表 3-2　排泄自立に向けた排尿と排便の講座の内容

●排尿講座（2008年開始） 　講師　内田陽子・上山真美	●便秘講座（2013年開始） 　講師　内田陽子・佐藤文美
1　排尿のしくみ：尿を貯める機能と排出機能，男女の違い	1　排便のしくみ：食べた物が便になり，小腸で栄養が吸収されて便のもとになる
2　尿漏れの種類：腹圧性尿失禁，切迫性尿失禁，溢流性尿失禁，機能性尿失禁	2　便を出す砦の直腸や肛門：神経による排便支配と胃・結腸反射，排便を助ける筋群
3　頻尿：昼間頻尿と夜間頻尿，過活動膀胱	3　便秘の種類：器質性便秘，機能性便秘，痙性便秘，直腸性便秘，その他
4　過活動膀胱	4　排便日誌，食事日誌，生活日誌：日誌に書くこと，わかること，ブリストル便状スケール
5　尿の排出障害と排尿後症状	
6　排尿日誌：日誌に書くこと，わかること	5　便秘を改善する食生活：食事（水溶性繊維や不溶性繊維，バランスと量），水分摂取
7　骨盤底筋操：座位，立ったままで行う体操	
8　パッド，パンツの効果的な使い方	6　適切な排便習慣：胃・結腸反射を利用した排便，便意は我慢しない，リラックス法
9　泌尿器科への受診とセルフケア：運動習慣，体操，マッサージ	7　排便を促す運動：運動習慣，体操，マッサージ，つぼ療法
10　尿道カテーテルについて：排便の姿勢，トイレの環境，掃除	8　排便しやすい姿勢とトイレ環境の整備：排便の姿勢，トイレの環境，掃除
11　薬剤について	9　便秘を改善する薬剤の使用と適切な受診：整腸剤，緩下剤，漢方薬，摘便，浣腸，座薬等，便秘を引き起こす薬剤
（付録）	
●「輝く，私に！尿漏れ予防体操の歌」内田陽子作詩・作曲，体操図と楽譜	10　便秘に関連する検査や医師への受診
●排尿日誌	

出所：筆者作成.

第3章　高齢者の基本的生活行動の自立のケアとアウトカム評価

資料3-1　「輝く，私に！──尿失禁予防体操」

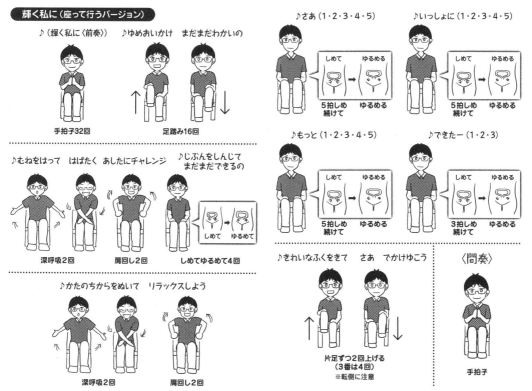

出所：内田陽子（2011）：尿失禁・認知症ケア―マンガでリアルに対処法―，172-173，日総研．

体操をして，楽しい雰囲気で終了するようにした。講習はわかりやすく楽しくユーモアを交えて行ったため，笑いが絶えない楽しいものであった。

排泄はともすると誰にもいえない，暗いイメージがあり，それを払拭し，気軽に相談できるものにしたいと考えたためである。講習会の後は，個室での個別相談を受けるようにした。相談の内容によっては，泌尿器科医につなげたほうがよい事例もあり，その場合は，排尿日誌をつけて受診するように指導した。泌尿器科医からは，「貴重なデータである日誌を持参してくれると診断に役立てられる」と好評を得た。DVDや冊子も作成し，楽しくわかりやすいという評判は群馬県内だけでなく，全国にも広がり，受講生は延べ3000人を超え，各地域の住民に親しまれるものとなった。

□ アウトカム評価指標と使用方法

骨盤底体操を3ヶ月間実施した住民10名についてのアウトカム評価は，カレンダーチェック介入前後で自分の排尿状態を比較し，改善，変化なし，悪化と判定をしてもらった。その結果，半数が改善した[3]。しかし，この研究では主観的判断に任せたので，排尿に関する評価尺度を使う必要があった。

現在，排尿に関する評価指標はガイドラインにも記載されている国際前立腺

資料3-2　主要下部尿路症状質問票

●この1週間の状態にあてはまる回答を1つだけ選んで，数字に○をつけてください。

何回くらい，尿をしましたか					
1	朝起きてから寝るまで	0	1	2	3
		7回以下	8～9回	10～14回	15回以上
2	夜寝ている間	0	1	2	3
		0回	1回	2～3回	4回以上

以下の症状が，どれくらいの頻度でありましたか					
		なし	たまに	時々	いつも
3	我慢できないくらい，尿がしたくなる	0	1	2	3
4	我慢できずに，尿がもれる	0	1	2	3
5	セキ・クシャミ・運動の時に，尿がもれる	0	1	2	3
6	尿の勢いが弱い	0	1	2	3
7	尿をするときに，お腹に力を入れる	0	1	2	3
8	尿をした後に，まだ残っている感じがする	0	1	2	3
9	膀胱（下腹部）に痛みがある	0	1	2	3
10	尿道に痛みがある	0	1	2	3

●現在の排尿の状態がこのまま変わらずに続くとしたら，どう思いますか？

0	1	2	3	4	5	6
とても満足	満足	やや満足	どちらでもない	気が重い	いやだ	とてもいやだ

出所：日本排尿機能学会編（2008）：男性下部尿路症状診断ガイドライン，44，ブラックウェルパブリッシング．

症状スコア（IPSS）とQOLスコア，過活動膀胱症状スコア（OABSS），主要下部尿路症状質問票（CLSS）がある（資料3-2）。CLSSは診断の確定していない初診の患者に有用と思われるといわれている。[4] 筆者も様々な評価尺度を使ったが，CLSSが地域住民には使いやすいと考え，地域住民の排尿調査で使用してきた。

　CLSSは昼間の頻尿，夜間頻尿を回数で評価する項目がある。また尿意切迫感，切迫性尿失禁，腹圧性尿失禁，尿勢低下，腹圧排尿，残尿感，膀胱痛，尿道痛の8つの症状についても評価する。この評価基準については，0は正常もしくは症状なし，1から3点は数が多いほど回数や頻度が多くなり，重度となる，と定められている。加えて，一番困る症状をあげさせ，現在の排尿状態が続くとしたらどう思うかのQOLに関する質問項目が設定されている。この尺度を筆者はケアのアセスメントやアウトカム評価に活用している。

▢ アウトカム指標の現場での使用による評価結果

　約7年間地域住民に対する排尿自立のための活動を行い，筆者は，骨盤底体操をしている者としていない者との排尿状態をCLSSを用いて比較調査を行った。結果，対象者1,352人のうち，骨盤底筋体操を「している」者は126人（9.3%），「時々」387人（28.6%），「していない」681人（50.4%）であった。体操実施の有無別にみたCLSS得点の比較は実施群3.5±2.6点，非実施群4.1±3.2点で実施群が得点は低く有意な差がみられた（p＜0.05）。[5] これより，体操実施者は対象者の約1割であったがLUTS状態もよいことがわかった。現在，住民自身が主体となって体操を取り組むシステムを目指している。

第3章　高齢者の基本的生活行動の自立のケアとアウトカム評価

病院から在宅につなぐ排尿自立へのケアシステムの開発

わが国は超高齢社会の背景を受けてオムツ生産量および消費量はすさまじい。おむつはトイレでの排泄が困難な状態で使用されるが、特に急変や手術などの入院時に装着されることが多い。しかし、問題は入院中パンツに戻ることなく、退院後も長期に渡って装着されることである。安易なオムツ装着は本人や家族の自立やQOLを著しく損なう。また、多大なオムツ消費は資源を枯渇させ、環境問題に影響する。そこで、内田らは入院中に紙オムツから脱却するためのケアプロトコールの開発を行った[6]。測定器具や評価尺度を使って、膀胱機能（一回排尿量や残尿量、排尿回数、失禁状態）やADL、認知機能等をアセスメントし、本人への意思確認を行いながら、トイレ誘導や気分転換のケアを実施した。その結果、脳卒中をもつ入院患者3名は、失禁対応型布パンツではあるが、全員、布パンツとなった（資料3-3）。その後の患者への介入でも高い効果をあげ、入院中にオムツがとれた患者は、退院後も継続率が高くなっている。

膀胱機能のアセスメント・アウトカム評価方法

排尿のアウトカムは排尿日誌の記載や膀胱機能を測定するため器具を使用して客観的に数値化して評価することも重要である。一回排尿量は尿カップ、調味料計量カップ等を使用して測定する。洋式トイレはめ込み式の採尿容器（ユーリパン）（写真3-1）もある。これで、一回排尿量が150mlから200ml以上あるかで蓄尿機能が評価できる。ブラッダースキャン（写真3-2）は排尿後に下腹部に測定器具をあて残尿量を測定するものであるが、簡易で苦痛はなく大変便利である。

残尿は0～100ml以下が正常である。これらを含めて排尿日誌に記述していくと排尿状態が客観的にアウトカム評価できる。日誌は通常、3日間記載することが求められているが、筆者の経験では1日だけでもその人の排尿状態がおおよそつかめる。

ある頻尿で困っている患者の排尿日誌の結果を資料3-4で示した。患者は1日19回の頻尿であるが、最大一回排尿量は230mlであり、蓄尿する力はあると判断、残尿もないので、気分転換を取り入れた膀胱訓練を実践した（表3-3）。その後、排尿回数は11回になり、無事退院した。このように排尿日誌によるアセスメントをし、その人に応じたケアを実践し、客観的にアウトカム評価することが重要となる。

アウトカム評価指標を用いることによるケアまたは連携・ケアシステムなどへの効果

平成28年度診療報酬改定では、排尿自立指導料がとれるようになった。内容は病院内での尿道カテーテルを抜いて、排尿自立に向け、多職種からなるチー

資料3-3 オムツ外しケアプロトコール

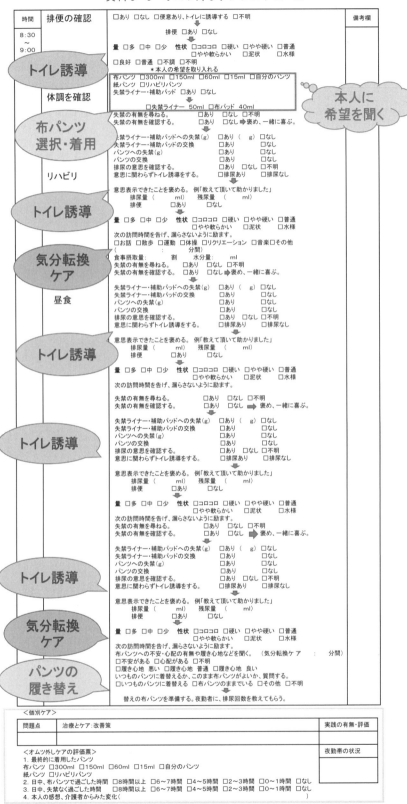

出所：内田陽子，西本祐也，入田貴子作成．

第3章 高齢者の基本的生活行動の自立のケアとアウトカム評価

写真3-1 ユーリパン　　　　写真3-2 ブラッダースキャン

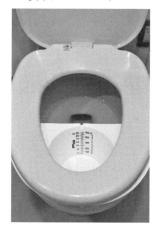
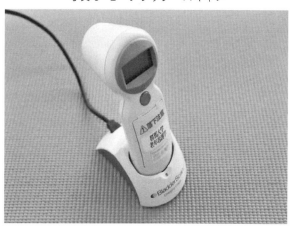

資料3-4 ある患者の排尿日誌

ある事例の排尿日誌

回数	時刻	一回排尿量(ml)	失禁量(g)	残尿量ml	尿意の有無(○×)	排便
1	10:00	230	—	0、0、10	○	—
2	12:35	量測定 無	—	—	○	—
3	13:15	量測定 無	—	—	○	—
4	13:55	25	—	22、0、32	○	—
5	14:00	量測定 無	—	—	○	—
6	14:30	150	—	—	○	—
7	15:15	100	—	—	○	—
8	16:50	量測定 無	—	—	○	—
9	17:25	量測定 無	—	—	○	—
10	18:41	量測定 無	—	—	○	—
11	19:05	量測定 無	—	—	○	—
12	19:40	量測定 無	—	—	○	—
13	19:56	量測定 無	—	—	○	—
14	20:45	量測定 無	—	—	○	—
15	24:52	量測定 無	—	—	○	—
16	4:50	量測定 無	—	—	○	—
17	6:50	量測定 無	—	—	○	—
18	8:10	量測定 無	—	—	○	有
19	9:00	量測定 無	—	—	○	—

排尿回数19回
しかし、230ml蓄尿でき、残尿ほぼ無し
⇒頻尿

出所：筆者、山岸友子作成.

表3-3 ケアプラン・膀胱訓練

診断	頻　尿
目　標	1．日中，1時間30分蓄尿できる 2．排尿回数が減る 3．排尿以外に関心を持ち，楽しい時間が持てる
具体策	①趣味乗馬のため馬に関する本を一緒に見て話す ②お手玉，あやとり，風船バレーを一緒に行う ③尿意訴え時，理由確認して，本当に行きたい場合のみトイレ誘導
結　果	19回／日→11回／日

出所：筆者、山岸友子作成.

ムケアに対して，条件を満たせば算定されるものである。排尿症状というともすれば主観的なもの，年だからとあきらめられているものを，きちんと評価しそれに応じたケア計画を立案し，アウトカム評価をするシステムに診療報酬がつくことは意義深い。患者でなく，住民の排尿自立活動にもアウトカム評価が明確になり，そのエビデンスとシステムが明確になれば，全国的に広がっていくことが期待できる。

虚弱高齢者の基本的生活自立低下を予防する高齢者総合機能評価とアウトカム評価

◻︎ 虚弱高齢者の基本的生活自立低下予防における高齢者総合機能評価の目的

　虚弱高齢者[7]とは，基本的生活自立の低下がみられる高齢者であり，健常な状態と要介護状態の中間的状態である。虚弱高齢者は適切な支援があれば，自立した在宅生活ができ，機能改善の可能性をもつ。また，虚弱高齢者の生活自立の変化は緩慢であり，ケアの効果がわかりにくいため，ケアのアウトカムを評価することはケアの質を保証する上で重要である。

　虚弱高齢者は，歩行が不安定であること，複数の慢性疾患をもっていること，疲れやすいこと，認知機能がやや低いこと，意欲が低いこと，他者との交流が少ないことなど，生活に関する包括的・多面的な問題を持っている特徴がある。したがって，虚弱高齢者に対し，多側面から評価を行う高齢者総合機能評価（CGA：Comprehensive Geriatric Assessment）は有用である。

　CGAとは「高齢者を生活機能障害の立場から尺度や指標を用いて身体的，精神的，社会的面から総合評価する手法[8]」のことである。CGAでは高齢者の全体像を把握し，必要な医療・介護・福祉による支援内容を選ぶために，CGAを定期的に実施することが望まれる。CGAは身体面，医学面[9]，精神心理面，社会面の評価内容から構成され，各面における主な項目例を図3-1に示す。項目を評価する尺度や指標については，定型化されたものはなく，ケア実践者が目的に応じて選択を行う。

　CGAをケアに活用する意義として，次の3点が挙げられる。まず，疾病治療だけでなく，QOL（Quality of Life：生活の質）に重点をおいたケアができる。第二に，客観的な評価方法を活用するため，各専門職間でのコミュニケーションが行いやすく，多職種の連携が容易になる。さらには，定期的なCGA実施により，対象者の変化を定量的に測定し，ケアのアウトカムとして活用できる利点がある。

◻︎ 高齢者総合機能評価の効果

　CGAが実践で普及されるきっかけになったのは，1984年の米国のRubenstein らによる無作為化比較対照試験[10][11]である。この研究では医療機関でのCGAによって生命予後や施設入所に効果があることが示され，その後，欧米を中心に多様なCGAの評価研究が行われている。

　CGAは入院，外来，施設，在宅ケア機関など様々な高齢者ケアの場で活用できる手法である。その中で特に海外で実施されている訪問型CGAについては，

図3-1 CGAの主な内容

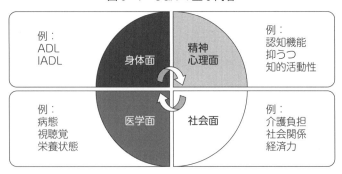

出所：筆者作成.

メタ・アナリシス[12][13]では再入院の予防に効果があることが示されている一方，訪問型CGAの内容や対象の選定法によって効果が左右されることを示したメタアナリシス[14]もある。

わが国の，虚弱高齢者に対する訪問型CGAを予防訪問と名付け[15]，いくつかの効果評価研究[16]～[19]を試行した上で，プログラムを作成し，無作為化比較対照試験[20]を行った。この研究ではCGAを介入のためのアセスメント・ツールとして使い（図3-2），アウトカムは要介護認定割合の変化とした。また，虚弱高齢者を要支援高齢者と操作的に定義し，3か月に1回毎に2年間，看護職等の訪問を提供し，身体面，医学面，精神心理面，社会面について評価した。具体的な評価については以下に示す。

身体面：屋内移動，屋外活動，転倒，入浴，食事の用意，部屋の掃除，買物，金銭管理

医学面：痛み，体重減少，失禁，不眠，口腔機能，排便管理，服薬管理，倦怠感

精神心理面：認知機能，うつ

社会面：外出，家族との会話，近隣の人との会話，地域活動への参加，生活リズム，相談相手，家庭内での役割，生活の楽しみ

予防訪問のアウトカムは訪問開始から1年後，2年後，3年後に評価し，その結果を図3-3に示す[21]。なお，訪問は2年間で終了しているため，2年後から3年後までは訪問を実施していない期間である。対象者は開始時点ではすべて要支援高齢者であったが，1年後では要介護に移行した者の割合は訪問群，対照群ともほぼ同じであり，効果はみられなかった。しかし，2年後以降では，訪問群は対照群に比べ要介護認定者割合が少なかった。この評価研究より，わが国の虚弱高齢者に予防訪問を提供した場合，少なくとも2年間は訪問の継続が必要であり，予防訪問は基本的生活自立度低下予防に効果があることが示唆された。

第 3 章 高齢者の基本的生活行動の自立のケアとアウトカム評価

図 3-2 家庭訪問型 CGA のプログラムの構成

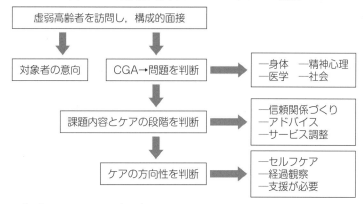

出所：Kono, A. et al.（2014）：Assessing the quality and effectiveness of an updated preventive home visit programme for ambulatory frail older Japanese people: research protocol for a randomized controlled trial, J Adv Nurs, 70(10), 2363-2372の図2を翻訳．

図 3-3 家庭訪問型 CGA のアウトカム評価：
要介護認定者の割合の変化

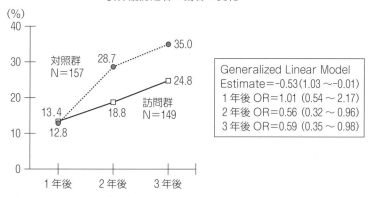

出所：Kono, A. et al.（2016）：Effects of an updated preventive home visit program based on a systematic structured assessment of care needs for ambulatory frail older adults in Japan: a randomized controlled trial, J Gerontol A Biol Sci Med Sci, 71(12), 1631-1637の図2を翻訳．

□ アウトカム評価指標としての高齢者総合機能評価の使用方法

　虚弱高齢者の基本的生活自立低下予防のための CGA として，**表 3-4** に示す尺度や指標を例として提案する。これらの尺度・指標には項目ごとに評価するものと虚弱性を包括的に評価するものがあるため，状況によって使い分けることが大切である。また，これらには，リスクの有無の判断基準（カット・オフ・ポイント）を有しているものもある。

　在宅ケア実践においては，これらの尺度や指標について①ケアの導入時，②モニタリング（定期的な期間ごと），③状態の変化時（入退院時・ショートステイ利用前後など），④ケアの終了時などの2時点以上で測定し，定量的に対象者の変化をみることにより，その結果をアウトカムとして活用できる。ただし，研究と

表3-4 虚弱高齢者の基本的日常生活自立低下予防のための CGA 内容の例

側　面	項　目	尺度や指標
身体面	基本的日常生活動作 活動能力	バーセルインデックス[1] 老研式活動能力指標[2]
医学面	栄養状態 痛み	簡易栄養調査票*[3] ビジュアル・アナログ・スケール[2]
精神心理面	認知機能 うつ	MMSE（Mini-Mental State Examination）*[4] GDS（Geriatric Depression Scale）*[5]
社会面	ソーシャルネットワーク 社会活動に対する満足度	ルーベン・ソーシャルネットワーク尺度*[6] 社会活動に関連する過ごし方満足尺度[7]
包括的な 虚弱性		介護予防チェックリスト*[8] 簡易版 CGA　Dr. SUPERMAN[9]

注：＊カット・オフ・ポイントをもつ尺度である．以下，各尺度や指標の日本語版や使い方を参照できる
　　参考文献を示す．尺度開発者による原論文とは限らない．
出所：1）飯島節（2010）：障害の評価（ADL），鳥羽研二編，高齢者の生活機能の総合的評価（第1版），
　　27-32，新興医学出版．／2）和田泰三，松林公蔵（2010）：健康度，虚弱，IADL，QOL の評価，鳥
　　羽研二編，高齢者の生活機能の総合的評価（第1版），21-26，新興医学出版．／3）葛谷雅文
　　（2010）：栄養不良，鳥羽研二編，高齢者の生活機能の総合的評価（第1版），109-114，新興医学出版．
　　／4）山田如子（2010）：認知機能の評価，鳥羽研二編，高齢者の生活機能の総合的評価（第1版），
　　32-42，新興医学出版．／5）中居龍平（2010）：ムード気分・意欲の評価，鳥羽研二編，高齢者の生
　　活機能の総合的評価（第1版），48-55，新興医学出版．／6）栗本鮎美，栗田主一，大久保孝義他
　　（2011）：日本語版 Lubben Social Network Scale 短縮版（LSNS-6）の作成と信頼性および妥当性の
　　検討，日本老年医学会雑誌，48(2)，149-157．／7）岡本秀明（2010）：高齢者向け「社会活動に関
　　連する過ごし方満足度尺度」の開発と信頼性・妥当性の検討，日本公衆衛生雑誌，57(7)，514-525．
　　／8）新開省二，渡辺直紀，吉田裕人他（2010）：要介護状態化リスクのスクリーニングに関する研
　　究―介護予防チェックリストの開発―，日本公衆衛生雑誌，57(5)，345-354．／9）岩本俊彦，清水
　　聰一郎，金高秀和他（2012）：医療現場における高齢者総合的機能評価（CGA）簡易版「Dr. SUPER-
　　MAN」の有用性の検討，Geriatric Medicine，50(9)，1070-1075．

してこれらを測定する際は，ケア提供者と測定者が同じ場合は評価が偏るため，
可能な限り避ける方がよい。

高齢者総合機能評価を活用するためのケア実践者への教育の効果

　CGA ではその結果を吟味し，ケア実践に用いるが，それには，ケア実践者
側に判断を行うための一定のスキルが必要である。訪問型 CGA を実施する主
な実践者は看護師とすることが望ましい。[22]

　看護師への CGA に関する教育の効果に関する報告は少ないが，カナダの研
究[23]によると，地域看護師に対する CGA 教育は，看護師の CGA の活用の促進，
高齢者アセスメントのスキルの向上に効果があることが報告されている。

　わが国では在宅虚弱高齢者の基本的日常生活自立低下予防のために，訪問看
護師に対する CGA を活用した介護予防教育プログラム（以下，プログラム）を
実施し，効果評価を行った。[24]

　プログラムのコンセプト[25]を図3-4に示す。プログラムの狙いは，在宅虚弱
高齢者の QOL の向上のために，訪問看護師が CGA を活用した介護予防のス
キルを修得することである。本プログラムは，①高齢者の虚弱（フレイル），②

第3章 高齢者の基本的生活行動の自立のケアとアウトカム評価

図3-4 訪問看護師に対するCGAを活用した介護予防教育プログラムのコンセプト

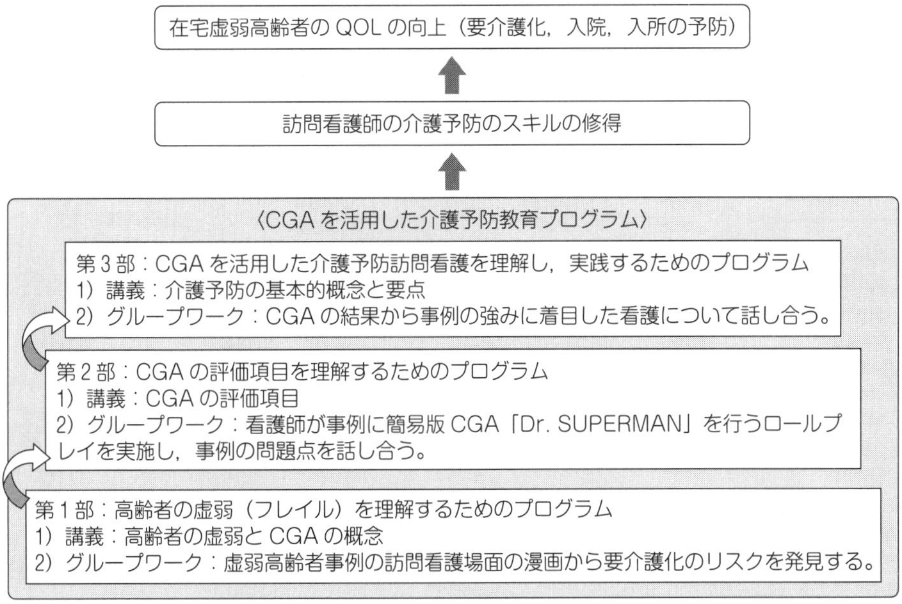

```
┌──────────────────────────────────────────────┐
│ 在宅虚弱高齢者のQOLの向上（要介護化，入院，入所の予防）│
└──────────────────────────────────────────────┘
                    ↑
┌──────────────────────────────────┐
│ 訪問看護師の介護予防のスキルの修得 │
└──────────────────────────────────┘
                    ↑
〈CGAを活用した介護予防教育プログラム〉
┌──────────────────────────────────────────────────────┐
│ 第3部：CGAを活用した介護予防訪問看護を理解し，実践するためのプログラム │
│  1）講義：介護予防の基本的概念と要点                  │
│  2）グループワーク：CGAの結果から事例の強みに着目した看護について話し合う。│
└──────────────────────────────────────────────────────┘

┌──────────────────────────────────────────────────────┐
│ 第2部：CGAの評価項目を理解するためのプログラム       │
│  1）講義：CGAの評価項目                              │
│  2）グループワーク：看護師が事例に簡易版CGA「Dr. SUPERMAN」を行うロールプレイを実施し，事例の問題点を話し合う。│
└──────────────────────────────────────────────────────┘

┌──────────────────────────────────────────────────────┐
│ 第1部：高齢者の虚弱（フレイル）を理解するためのプログラム │
│  1）講義：高齢者の虚弱とCGAの概念                    │
│  2）グループワーク：虚弱高齢者事例の訪問看護場面の漫画から要介護化のリスクを発見する。│
└──────────────────────────────────────────────────────┘
```

出所：吉行紀子他（2016）：高齢者総合的機能評価（CGA）を活用した介護予防教育プログラム，訪問看護と介護，21(7)，558-562を一部修正．

CGAの評価項目，③CGAを活用した介護予防訪問看護，を段階的に学ぶ3部構成である。

介入のアウトカムには，訪問看護師のCGAの理解度と活用意向，介護予防の意欲と自信を含め，介入前後の自記式質問紙調査にて評価した。その結果，CGAの理解度と活用意向，介護予防の意欲と自信の得点は，介入群では介入後に上昇し（表3-5），本プログラムが訪問看護師のCGAの理解度と活用意向，介護予防の意欲と自信の向上に効果があることが示唆された。このように看護師にCGAに関する教育をすることが実際のケア実践にどう反映しているのか，また，虚弱高齢者の日常生活自立低下予防に効果があるのか，今後明らかにする必要がある。

□ 高齢者総合機能評価の適用における連携・ケアシステムへの効果

虚弱高齢者の基本的日常生活自立低下予防のためには医療，介護，福祉におけるさまざまな職種間の連携が不可欠であり，CGAは多職種が連携する際の共通言語として役に立つ[26]。

看護師主導の訪問型CGAのプロセスを検討したアメリカの研究[27]では，CGAの評価の後，看護師は高齢者の問題に応じた勧告（recommendation）として，医師，リハビリテーション専門職，ソーシャルワーカーなどによる地域サービスの紹介を行っていた。一方，オランダの研究[28]では，訪問型CGAによる多職種間の連携の効果については，定期的な多職種チームミーティングの開催の有

69

表 3-5　訪問看護師に対する CGA 教育のアウトカム評価：訪問看護師の CGA の
理解度と活用意向，介護予防の意欲と自信の変化（N=81）

項　目	群	N	調整平均（*SE*）		*F* 値[1]	中央値（25%値-75%値）		*Z* 値[2]
			介入前	介入後	群×時間	介入前	介入後	
CGA の 理解度[3]	介入群	40	—	—	—	0 (0-6.0)	72.5(54.5-80.5)	7.0***
	対照群	41	—	—		0 (0-15.0)	0 (0-3.0)	
CGA の 活用意向[3]	介入群	40	—	—	—	0 (0-17.0)	85.0(73.5-96.0)	5.5***
	対照群	41	—	—		0 (0-52.0)	0(0-48.0)	
介護予防の 意欲[4]	介入群	40	56.3(0.5)	58.5(0.5)	9.97**	—	—	—
	対照群	41	56.2(0.5)	55.6(0.5)		—	—	
介護予防の 自信[3]	介入群	40	49.1(1.8)	62.6(1.8)	30.53***	—	—	—
	対照群	40	49.1(1.8)	40.5(1.8)		—	—	

注：1）訪問看護師経験年数と事前調査の得点を共変量とする繰り返しのある共分散分析．2）Mann-Whitney の U 検
定による介入前後の得点変化の差の検定．3）ビジュアル・アナログ・スケール：得点範囲 0 -100点で，高得点であ
るほど良好な結果を示す．4）介護予防の意欲：得点範囲15-75点で，高得点であるほど意欲が高いことを示す．
p ＜ .01，*p ＜ .001
出所：吉行紀子，河野あゆみ（2016）：訪問看護師に対する高齢者総合的機能評価を活用した介護予防教育プログラムの
効果，老年看護学，20(2)，47-56より引用．

無や，同施設や近隣に多職種が集まっているかといった多職種間のアクセスの
良さによって決まるといわれている。

　このような結果から，CGA の評価を多職種で共有し，各領域の専門性を活
かしたケアが提供できる体制が必要と考える。わが国では CGA のコンセプト
は徐々に普及しつつある一方，その活用に関する具体的な指針や各専門職に対
する教育プログラムがまだ示されていない。したがって，今後，在宅ケアシス
テムにおける効率的，効果的な CGA の運用方法を検討する必要がある。

第3章 高齢者の基本的生活行動の自立のケアとアウトカム評価

 軽度要介護者の自立アウトカムを高める
ケアプログラムのデジタル化とその活用法

◻「やってあげる」から「自身でやる」へ

　わが国は現在，未曾有の高齢社会を迎えようとしている。2006年，厚生労働省は，介護保険制度改革として，既存の制度の見直しに加えて予防重視型システムの確立を掲げた。この改革では「地域支援事業」と「新予防給付」が創設され，できる限り要支援・要介護状態にならないこと，あるいは重度化しないことを目指している。このような中，要支援・要介護状態にならないための取り組みにおける研究が多くなされており，各市区町村で実践されている。本節では，行政と住民の意識と役割の転換をめざして作成した，健康な高齢者から軽度要介護高齢者の自立アウトカムを高めるケアプログラムをデジタル化したその目的と方法，および活用法と効果について述べる。

　これまでは，市町村が住民にやってあげることを考える政策が多かったが，高齢者自身のもっている力を引き出し，自身の健康は自分で守るという"やる気"を出せるようにすることを目指したものである。さらには，核家族化で家族の介護力が低下し，介護給付費の増大で介護保険サービスの限界が見える中，介護保険"依存"にならない社会を作ることをも目指したい。

　そこで，筆者らが開発したケアプログラム「やりがいさん」は，高齢者となった自身の健康を自分で守り，重度要介護者にならずできる限り住み慣れた地域で生活できる，つまり"死ぬまで元気"を目指したものである。さまざまな個人・家族・地域の実情があり，経済的にも社会資源的にも制約がある中，地域の実情に応じた介護予防と生活支援の実践にむけて，少しでも役立つことを願っている。

　このプログラムは現在 iPad を使い，市町村とデイケアで活用されている。診断結果が即座に表示され，自身で何をすべきかを，利用者と専門職が確認できる特徴をもつ[29]。

◻ケアプログラムをデジタル化する目的

　インターネットが普及した90年代以降に進められてきた，情報のペーパレス化や電子化，ITシステム導入による業務プロセスの効率化，および画面が変わっていく動きがあることから感じる楽しさを目指したデジタル化。これは，従来の業務等の効率化にくわえ，既存のモデルにイノベーションや変革をもたらすことで，より利用者のニーズに沿った価値の提供を実現し，利用者の意欲を生み出すことを目指したものである。イノベーションとは，新しい技術や仕

組みを生み出すことである。高齢者が自身の情報を組み合わせることで，現在の不自由さ，または予測される不自由に対する解決策を見いだし，自分に合ったオリジナルの"すべきこと"，つまりは，"アウトカム"を明確にし，評価することでやりがいを感じることが重要である。

☐ わたしの自立をまもるケアプログラム「やりがいさん」

筆者らが開発したケアプログラムは，健康高齢者から要介護2までの在宅高齢者を対象に，「ADL」「IADL」「認知機能」「うつ傾向」に影響を与える要因をエビデンスにして作成したものである。その背景には，筆者らが2005年から追跡している高齢者の自立促進に向けた研究成果がエビデンスになっている。

対象となる高齢者は，42項目の質問に回答することで，「生活機能」「運動機能」「尿失禁」「栄養状態」「口腔機能」「閉じこもり」「認知症」「うつ」の8カテゴリーに対する現在の状態が把握できる。この状態をそれぞれの8カテゴリーごとに診断基準に基づいて判定され，利用者が今，何をすべきかがわかる。この内容を利用する医療従事者は，対象高齢者のデータを確認しながら，「やりがいさん」を使っての効果をとらえる。効果を表示するソースプログラムは，診断ロジックを作成しており，利用者の回答「はい」「いいえ」に対して，GoodなのかBadなのか判断し，項目ごとに得点が計算される。さらには，8項目がレーダーチャートで表示され，複数の項目の大きさを一見して比較することができる。得点が低く，改善が必要である項目に対しては，その具体的な方法が文章で表示される仕組みをとっている。

① トップ画面

名前と生年月日，性別を入れ，8項目をクリックして質問に答えていく。利用者がやりたい項目から始めると良い（資料3-5）

資料3-5

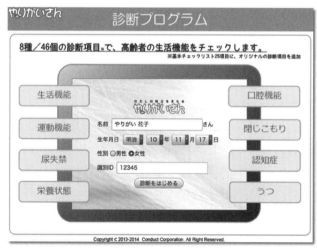

② 「生活機能」に対する10項目の質問

1）バスや電車で1人で外出していますか，2）日用品の買い物をしていますか，3）預貯金の出し入れをしていますか，4）友人の家を訪ねていますか，5）家族や友人の相談にのっていますか，6）水分は1日1500ml以上とっていますか，7）料理をしていますか，8）お薬は決められた時間に適切な量を飲んでいますか，9）よく眠っていますか，10）定期的な排便はありますか。

10項目全てがBadと判断した場合，**資料3-6**の画面が表示される。

資料3-6

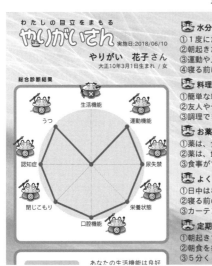

③ 「運動機能」に対する6項目の質問

1）階段を手すりや壁をつたわらずに昇っていますか，2）椅子に座った状態から何もつかまらずに立ち上がっていますか，3）15分くらい続けて歩いていますか，4）この1年間に転んだことがありますか，5）転倒に対する不安は大きいですか，6）転ばないように注意していますか。

6項目全てがBadと判断した場合，**資料3-7**の画面が表示される。

④ 「尿失禁」に対する4項目の質問

1）日中の排尿回数が8回以上，もしくは夜間排尿が1回以上で困っていますか，2）くしゃみ，咳，腹部に力がかかると尿が漏れることがありますか，3）急な尿意が生じトイレまで間に合わないことがありますか，4）尿の勢いが弱く途中で途切れたり，残尿感を感じることがありますか。

4項目全てがBadと判断した場合，**資料3-8**の画面が表示される。

⑤ 「栄養状態」に対する3項目の質問

1）6か月間で2～3kg以上の体重減少がありましたか，2）BMI値が18.5未満ですか（身長・体重の入力欄から自動計算，自動判定），3）食事は1日3

資料3-7

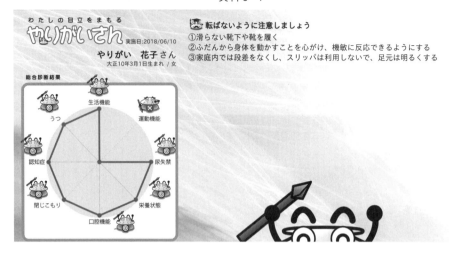

資料3-8

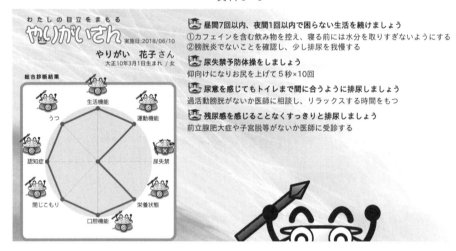

食，30品目をとっていますか。

　3項目全てがBadと判断した場合，**資料3-9**の画面が表示される。

　⑥「口腔機能」に対する4項目の質問

　1）半年前に比べて固いものがたべにくくなりましたか，2）お茶や汁物等でむせることがありますか，3）口の渇きが気になりますか，4）口の清潔は保てていますか。

　4項目全てがBadと判断した場合，**資料3-10**の画面が表示される。

　⑦「閉じこもり」に対する3項目の質問

　1）週に1回以上は外出していますか，2）昨年と比べて外出の回数が減っていますか，3）趣味や楽しい時間をもっていますか。

　3項目全てがBadと判断した場合，**資料3-11**の画面が表示される。

第3章　高齢者の基本的生活行動の自立のケアとアウトカム評価

資料3-9

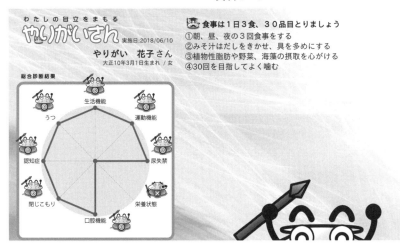

食事は1日3食、30品目とりましょう
①朝、昼、夜の3回食事をする
②みそ汁はだしをきかせ、具を多めにする
③植物性脂肪や野菜、海藻の摂取を心がける
④30回を目指してよく噛む

資料3-10

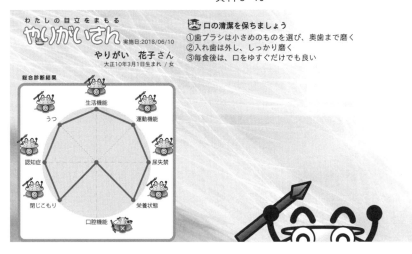

口の清潔を保ちましょう
①歯ブラシは小さめのものを選び、奥歯まで磨く
②入れ歯は外し、しっかり磨く
③毎食後は、口をゆすぐだけでも良い

資料3-11

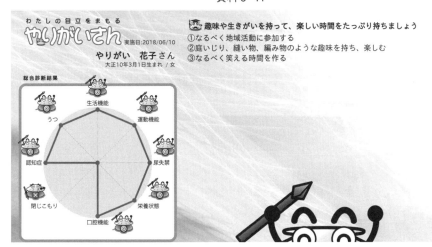

趣味や生きがいを持って、楽しい時間をたっぷり持ちましょう
①なるべく地域活動に参加する
②庭いじり、縫い物、編み物のような趣味を持ち、楽しむ
③なるべく笑える時間を作る

⑧ 「認知症」に対する5項目の質問

1) 周りの人から「いつも同じことを聞く」などの物忘れがあると言われますか, 2) 自分で電話番号を調べて, 電話をかけることをしていますか, 3) 今日が何月何日かわからない時がありますか, 4) 新聞雑誌などを読んでいますか, 5) 日記をつけていますか。

5項目全てがBadと判断した場合, 資料3-12の画面が表示される。

資料3-12

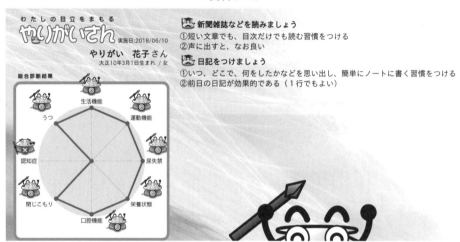

⑨ 「うつ」に対する7項目の質問は全てここ2週間を問う

1) 毎日の生活に充実感がない, 2) これまで楽しんでやれていたことが楽しめなくなった, 3) 以前は楽にできていたことが今ではおっくうに感じられる, 4) 自分が役に立つ人間だと思えない, 5) わけもなく疲れたような感じがする, 6) 日課をもって意欲的に生活していますか, 7) ご家族やご近所の人, ご友人と話をしていますか。

7項目全てがBadと判断した場合, 資料3-13の画面が表示される。

⑩ 質問項目を評価して表示

総合点数は, 20点満点で自動計算され, 0点（悪い）～20点（良い）で表示される。10点未満は,「あなたの生活機能に心配があります。やりがいさんからのメッセージを実行してください。」, 10点以上は,「あなたの生活機能は良好です。維持するために, やりがいさんからのメッセージを実行してください。」

このように, 総合的に評価し, 個別にすべき項目が表示されることで, 自分が何をすべきかが明確になり,「やりがい」を感じながら実践できることを目指したプログラムである。

第3章　高齢者の基本的生活行動の自立のケアとアウトカム評価

資料3-13

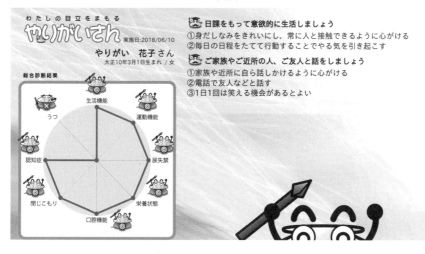

ケアプログラムの実践と効果

　iPadを使用する本プログラムは，操作実施時間1人10分程度。支援者が聞き取りながらのチェックは10分から30分と幅がある。A市とデイサービス利用者，通所リハビリ利用者の32人（男性18人平均80歳，女性14人平均82歳），要支援から要介護1を対象とし，「やりがいさん」を用いた介入を行い，その効果を評価した。それぞれの項目ごとに得点の平均を「やりがいさん」を使う前後で比較したところ，「生活機能」「運動機能」「栄養状態」「口腔機能」の平均得点は有意に高くなり，「うつ病」の平均得点は有意に低くなり，実施回数を増やすことによって，より高い効果につながることが示唆された。また，「尿失禁」「閉じこもり」「認知症」においても，一定の改善効果があった。

　利用者の感想では，「やる気をもって生活できるようになった」，「寝たきりにならないために，自分が何をすればいいのかがわかった」という，前向きな声がきかれた。①やりがいさんからの生活行動に対する質問に自身が回答する→②プログラムが作動し，推奨する生活行動メッセージがいくつか表示される→③自身が「これなら，できる！」ことを確認し，生活行動メッセージに○をする→④結果表を印刷して利用者に渡す→⑤自宅で，常に目につく場所に貼り，可能な限り毎日実行していただく。

　以上の①から⑤のように，自身で○をつけた項目を実践していただき，数か月後にその効果を確認するという縦断型のプログラムは，オリジナリティーの高い視覚的にも楽しめるものである。何らかの疾病を抱えることになっても寝たきりにならないために，今までの自分をとり戻すために，自身がすべきこと，できることをその場で確認できることが最大のポイントであり，利用者のケア計画立案にも役立つものであると考える。

　支援者側の声としても，タッチパネルで簡単に健康や健康行動のチェックが

でき，メッセージが出るため，健康指導に有効であるという声がきかれている。デジタル化社会となった現在，高齢者の間でもインターネットの利用が増加しているが，親しまない方でも楽しく利用できるものを，常に開発していくことが重要であり，今後も開発を続けていく。

＊本章で述べた内容は，エビデンスとなった調査からケアプログラム開発と実践，すべてのプロセスにおいて，本書の編著者である島内節先生に参加していただいたものである。
＊「やりがいさん」についてのお問い合わせ先：株式会社コンダクト0120-536-651
business@conduct.co.jp

◯ 注

(1) 内田陽子，上山真美，小泉美佐子（2008）：地域在住高齢者における頻尿・尿失禁の可能性と背景条件との関連—介護予防講習会の参加者の自己評価から—，日本在宅ケア学会誌，12(1)，47.

(2) Uchida, Y. (2015)：Lower Urinary Tract Symptoms affect Going out in Community Residents, Japanese Journal Internatinal Nursing Care Reserch, 14(2), 1-8.

(3) 内田陽子（2010）：地域住民に対する尿失禁予防・対処活動継続のためのカレンダー表の実施率と評価，北関東医学，60(3)，231.

(4) 後藤百万（2014）：プライマリ・ケア医のためのLUTS診療ハンドブック，67，中外医学書.

(5) 内田陽子（2015）：骨盤底筋体操を実施している地域住民のLUTS—実施・非実施群のCLSS得点の比較—，日本老年泌尿器科学学会誌，28，55.

(6) 入田貴子，内田陽子，西本祐也，河端裕美，高橋陽子（2015）：紙から布パンツにするアセスメント・ケアプロトコールの事例への適応と評価—介入6日間プログラムの3事例—，日本老年泌尿器科学学会誌，28，76.

(7) 虚弱高齢者：日本老年医学会は「虚弱」に代わって「フレイル」という言葉を使うことを2014年に提唱した。ここでは「高齢期に生理的予備機能が低下することでストレスに対する脆弱性が亢進し，生活機能障害，要介護状態，死亡などの転帰に陥りやすい状態」としている。

(8) 小澤利男（1998）：高齢者の総合機能評価，日本老年医学会雑誌，35(1)，1-9.

(9) 葛谷雅文（2013）：在宅医療の極意—かかりつけ医が実践する在宅医療のあるべき姿 医師の在宅医療 高齢者総合機能評価—，治療，95(2)，160-165.

(10) 無作為化比較対照試験（randomized controlled trial）：介入（治療やケア）の効果を調べる研究デザインのことである。可能なかぎり，評価のバイアスを避けるために，対象者を介入群と対照群とに無作為に割り付けし，効果評価を行う。略語はRCTである。

(11) Rubenstein, L. Z., Josephson, K. R., Wieland, G. D., et al. (1984)：Effectiveness of a geriatric evaluation unit. A randomized clinical trial, N Engl J Med, 311(26), 1664-1670.

(12) メタ・アナリシス（meta-analysis）：1つの疑問を明らかにするために同じテーマの良質な研究（通常は無作為化比較対照試験）を集め，統合し，改めて統計解析を行い，結論を導き出す手法のことである。

(13) Stuck, A. E., Siu, A. L., Wieland, G. D., et al. (1993)：Comprehensive geriatric assessment：a meta-analysis of controlled trials, Lancet, 342(8878), 1032-1036.

(14) Huss, A., Stuck, A. E., Rubenstein, L. Z., et al. (2008)：Multidimensional preventive home visit programs for community-dwelling older adults：a systematic review and

meta-analysis of randomized controlled trials, J Gerontol A Biol Sci Med Sci, 63(3), 298-307.

⒂ 予防訪問（preventive home visit）：健康または虚弱な高齢者に対して生活自立低下を予防するために，様々なサービス調整や助言を主な内容とした訪問を行う。わが国では，介護予防訪問看護や地域包括支援センター等からの訪問等がこれに相当すると考える。

⒃ Kono, A., Kai, I., Sakato, C., et al.（2004）：Effect of preventive home visits for ambulatory housebound elders in Japan：a pilot study, Aging Clin Exp Res, 16(4), 293-299.

⒄ Kono, A., Fujita, T., Tsumura, C., et al.（2009）：Preventive home visit model targeted to specific care needs of ambulatory frail elders：preliminary report of a randomized trial design, Aging Clin Exp Res, 21(2), 167-173.

⒅ Kono, A., Kanaya, Y., Fujita, T., et al.（2012）：Effects of a preventive home visit program in ambulatory frail older people：a randomized controlled trial, J Gerontol A Biol Sci Med Sci, 67(3), 302-309.

⒆ Kono, A., Kanaya, Y., Tsumura, C., Rubenstein, L. Z.（2013）：Effects of preventive home visits on health care costs for ambulatory frail elders：a randomized controlled trial, Aging Clin Exp Res, 25(5), 575-581.

⒇ Kono, A., Izumi, K., Kanaya, Y., et al.（2014）：Assessing the quality and effectiveness of an updated preventive home visit programme for ambulatory frail older Japanese people：research protocol for a randomized controlled trial, J Adv Nurs, 70(10), 2363-2372.

㉑ Kono, A., Izumi, K., Yoshiyuki, N., et al.（2016）：Effects of an updated preventive home visit program based on a systematic structured assessment of care needs for ambulatory frail older adults in Japan：a randomized controlled trial, J Gerontol A Biol Sci Med Sci, 71(12), 1631-1637.

㉒ 前掲 ⒁.

㉓ Stolee, P., Patterson, M. L., Wiancko, D. C., et al.（2003）：An enhanced role in comprehensive geriatric assessment for community-nurse case managers, Canadian Journal on Aging-Revue Canadienne Du Vieillissement, 22(2), 177-184.

㉔ 吉行紀子，河野あゆみ（2016）：訪問看護師に対する高齢者総合的機能評価を活用した介護予防教育プログラムの効果，老年看護学，20(2)，47-56.

㉕ 吉行紀子，河野あゆみ，榮木教子他（2016）：高齢者総合的機能評価（CGA）を活用した介護予防教育プログラム，訪問看護と介護，21(7)，558-562.

㉖ 飯島節（2003）：6．チーム医療の形成とCGA，鳥羽研二監修，高齢者総合的機能評価ガイドライン，59-62，厚生科学研究所.

㉗ Alessi, C. A., Stuck, A. E., Aronow, H. U., et al.（1997）：The process of care in preventive in-home comprehensive geriatric assessment, J Am Geriatr Soc, 45(9), 1044-1050.

㉘ Stijnen, M. M., Jansen, M. W., Duimel-Peeters, I. G., Vrijhoef, H. J.（2014）：Nurse-led home visitation programme to improve health-related quality of life and reduce disability among potentially frail community-dwelling older people in general practice：a theory-based process evaluation, BMC Fam Pract, 15, 173.

㉙ 島内節，内田陽子，成順月，薬袋淳子，福島道子（2013）：地域在住軽度要介護高齢者の自立を目指す16タスク自立促進プログラムの効果，インターナショナル Nursing Care Research 研究会，12(3)，11-19.

第4章
在宅エンドオブライフ・ケアとアウトカムを高める方法

本章で学ぶこと

本章では在宅でのエンドオブライフ・ケアにおける本人や家族の意思決定への支援および心身社会的ニーズのアセスメント・ケア・アウトカム評価方法について利用者と家族へのケアを含めた考え方の枠組みを示し，現場での実例に適用して調査し分析・解釈を加えて実用的な内容と方法を述べる。

1 意思決定支援とアウトカム評価

☐ アドバンス・ケア・プランニングと日本の特徴

人生の終末をどう生きるか，どう終えるか，その意思決定を支える上で重要となるものが，アドバンス・ケア・プランニング（advance care planning：ACP）である。Advance は，前もって，事前にという意味であり，意思決定ができる時期に前もって，将来どんな治療やケアを受けたいのか，または拒否するのか等，話し合う自発的なプロセスである。この ACP はアメリカやカナダ等の諸外国でさかんに唱えられており，近年，わが国でも重要視されるようになった。ACP とは日本語で，「将来の意思決定能力の低下に備えて，今後の治療・療養について患者・家族とあらかじめ話し合うプロセスである。話し合いの内容は，患者の現在の気がかりや不安，患者の価値観や目標，現在の病状や今後の見通し，治療や療養に関する選択肢について考えることである。[1]」と表現されている。

エンドオブライフ・ケア（end-of-life care）では，ACP を明確にしているほうが望ましい。数々の調査で自宅死を望んでいる人が多いが[2][3]，実際は，病院で亡くなっている。また，事前に自宅で亡くなりたいという意思を文章化している者は少ない。杉野らの報告[4]では，中高齢者の事前指示書に対する意識は否定的な者が多く，書面に終末期ケアの要望を残すことを希望していない状況を明らかにしている。吉田の調査[5]では，老人クラブに所属している者約1000名に対して余命を知りたい者は約6割で，余命を知りたくない者は4割いたと報告し

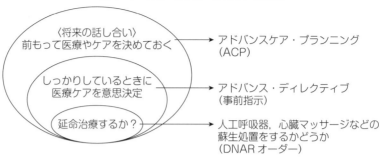

図4-1 ACPとAD・DNARの関係

出所：筆者作成．

ている。

　つまり，わが国のエンドオブライフ・ケアにおけるACPは，海外に比べて浸透していない実態がある。厚生労働省は，2007年に終末期医療の決定プロセスに関するガイドラインを出して，「医師等の医療従事者から適切な情報の提供と説明がなされ，それに基づいて患者が医療従事者と話し合いを行い，患者本人による決定を基本としたうえで，終末期医療を進めることが最も重要な原則である。」と唱えた。その後，各学会においても終末期における医療のガイドラインが示されている。近年になって，ようやく本格的にエンドオブライフ・ケアにおける意思決定についてのシステムが構築されつつあるということである。

　ACPに関連する用語にアドバンス・ディレクティブ（Advance Directive）があるが，これはしっかりしているときに医療ケアを意思決定することで事前指示とも呼ばれる。DNARオーダーは人工呼吸器や心臓マッサージなどの蘇生処置をするかどうか明確にしておくことである（図4-1）。

ACPのアウトカム評価

　ACPに関する評価研究を検索すると，ACP研修を受けた医療者に対して，ACPと臨床倫理の知識とエンドオブライフ・ケア相談の困難感を評価した田中らの論文があった。これによるとACP研修会を受けた医療者は知識が増え，ケア相談の困難感も改善されると報告されている。

　海外の文献をみると，慢性疾患（COPD）をもつ患者へのエンドオブライフ・ケアに関するACPの患者アウトカム項目には，エンドオブライフ・ケアについてのコミュニケーションの質（QOC），不安やうつ症状，遺族へのエンドオブライフ・ケアの質インタビュー，死の質等があげられている。以上より，本人の意思の実現以外にも，多様なACPのアウトカムが期待できる。

第4章　在宅エンドオブライフ・ケアとアウトカムを高める方法

◻ 高齢者の意思決定の支援

　高齢者にとって意思を表出できる機会がなかったり，医療に関する情報が与えられなかったりすることもあり，意思決定の支援が必要となる場合がある。日本看護協会では，高齢者の意思決定に関する支援について，「高齢者の真意を捉えかねると，結果として高齢者の意思とはかけ離れた医療提供につながってしまう」と，看護者の倫理的課題を明示している[10]。

　それは，加齢の変化を捉えて高齢者の状態を十分にアセスメントし，理解できる説明を行うこと，説明の仕方を工夫するなどが該当する。高齢者の生きてきた時代背景を配慮し，安心して希望を伝えられるよう支えること，早い段階から本人と家族の意思を確認しておくこと等が必要となる。

◻ 認知症の人への意思決定の支援

　意思表明が不明確な認知症高齢者においては ACP が困難になることが多い。しかしながら，超高齢化の進むわが国においては認知症の人への意思決定支援システムは早急に構築する必要がある。

　J-DECS（Health care decision-making support for people with dementia in japan）は認知症の人への医療行為の意思決定支援ガイドを開発し，公開している[11]。ガイドには，医療従事者向け意思決定支援ガイド，在宅支援チーム向け医療選択支援ガイド，認知症の人と家族のための医療の受け方ガイドがある。

　以上，ACP を踏まえた意思決定の支援を行い，それを実現していくことこそが最大のケアのアウトカムになる。

◻ 意思表明が困難な認知症高齢者 EOL ケアのアウトカム評価

　意思表明が不明確な認知症高齢者においては ACP が困難になることが多い。この場合，初期の段階で ACP を示しておく，代理人を決めておく必要がある。認知症が進んだ高齢者のエンドオブライフ・ケアの評価に① SWC-EOLD：Satisfaction With Care at the End Of Life in Dentia，② SM-EOLD：Symptom Management at the End Of Life in Dentia，③ CAD-EOLD：Comfort Assement in dying with Dementia がある[12]。

　また，他の文献では，進行した認知症高齢者のエンドオブライフのアウトカム評価には QOL，Comfort，Engagement，Evaluation of Symptom Control などがある[13]。つまり，満足度，心地よさ・安楽，症状マネジメント等がエンドオブライフ・ケアにおけるアウトカム評価項目として使うことができる。

◻ 遺族の評価による「日本人の望ましい死」

　一般病棟もしくは緩和ケア病棟で亡くなった患者の遺族に対して，Good Death Inventory（GDI）尺度を使用し調査した結果がある[14]。これによると，

83

「からだや心のつらさが和らげられていること」「望んだ場所で亡くなること」「希望や楽しみを持って過ごすこと」「医師や看護師を信頼できること」「他人の負担にならないこと」「ご家族とよい関係でいること」「自分のことは自分でできること」「落ち着いた環境で過ごすこと」「ひととして大切にされること」「人生を全うしたと感じられること」の10領域が重要であると書かれている[15]。

　以上，エンドオブライフ・ケアにおけるアウトカム評価は，遺族からみて満足するケアであったかどうかの評価も重要である。

☐ エンドオブライフ・ケアの意思決定を支える介入研究

　エンドオブライフ・ケアに関する意思決定に必要な情報提供や支援についてのプログラムが開発されているため，その評価研究が求められる。

　筆者は，この研究に着手しているが，介入の成果（アウトカム）の一つには，意思決定ができるということが挙げられる。これに影響する要因は，場所別にみたエンドオブライフ・ケアについて具体的に理解，イメージ化できるかであり，その支援が重要と考えている。

エンドオブライフ・ケアにおける専門職によるニーズ・ケア実施・アウトカム評価の指標開発過程と関連する研究活動

　在宅におけるエンドオブライフ・ケアにおいて専門職がニーズ・ケア実施・アウトカムとしてとらえられる内容は表4-1，4-2である。これはケア実践事例（がんと非がん事例を約半数ずつ）から国内で約1300事例と韓国で約240事例のニーズ，ケア実施，アウトカム調査から分析し抽出したものである。ケア実施内容は必要事項として設定しておりケア実施の視点である。

　ここで調査したケア事例とは主治医により余命6か月以内と診断されて在宅で亡くなった事例であり，在宅ケア開始期と臨死期（死亡直前）の両期を経過して両時点での調査ができた事例である。在宅死を予測し，在宅ケアを開始して2週間以内を開始期とした。また死の時期が迫ってから2週間以内を臨死期とした。

　この期間設定は過去の研究において開始期と臨死期に緊急ニーズや他の問題が発生しやすい時期であることが確認されたことと，その後に制度的に死が予測される事例においては訪問看護師がケアを行うに際して医師の指示を受ければ，訪問回数の制限がなく看護できる期間になったためである。

　すなわちこの両期間は事例の状態の変化が生じやすく，開始期では社会資源などのケアの準備が整わず不安定になりやすいこと，一方，死が迫った2週間以内はがん事例も非がん事例も症状が多発し精神的にも不安定になり，家族の不安と介護負担が増大し訪問ケアが他の時期よりも多く，かつ全体的に事例の状態や家族の問題が深刻化しやすい時期だからである。

　このニーズ・ケア実施の視点・アウトカムの表は筆者が2002年に厚生科学研究により日本でケア実践例から50％以上のニーズ出現項目（疼痛は50％に満たなくても重要項目）として採用したものである。

　その後，文部科学研究費や笹川記念財団によってエンドオブライフ・ケアのニーズ・ケア実施の視点・アウトカム指標について標準化を図るためにニーズ・ケア実施・アウトカムについて7か国（日本，米国，イギリス，カナダ，スウェーデン，デンマーク，韓国）の各国における現物のエンドオブライフ・ケアの看護職リーダーと研究者リーダー各3名によりそれらの項目の適切性と実用可能性を調査して適切に使用できる回答は各項目95％以上であったので，これらを採用したニーズ・ケア実施・アウトカム評価指標である。さらに2007年に日本と韓国の事例について，計約480例を分析して項目を確定した。

　なお本指標は2006年に東京医科歯科大学 No.299703で特許申請，2012年に特許（No.5108998）を取得した。これらの項目のうちニーズとアウトカム指標はわ

表 4-1 在宅エンドオブライフ・ケアにおけるケアニーズ・ケア実施・アウトカム評価（指標）

大項目 9項目	ケアニーズ	事例の条件や状態に合わせてケア実施 項目 （ケア項目は左記のニーズがあれば下記の視点からケア実施）	ケア実施 開始期2週間／死亡前2週間 実施した／実施無し理由No	ケア効果（アウトカム） 小項目	開始期2週間／死亡前2週間 問題なし／効果なし・理由No／効果あり
1. 疼痛	1. ペインコントロール	1. 疼痛 2. レスキューの量・頻度		1-1-1 疼痛が消失した 1-1-2 疼痛が緩和できた 評価基準［VAS 3/10 フェイス 2/5］	
	2. 疼痛増強の対処	1. 疼痛増強時の対応方法に関する理解への動きかけ		1-2-1 疼痛増強時は、我慢せず医療職に援助を求めることができた（問題なし）	
	3. セルフマネジメント・患者参加	1. 疼痛の表現方法 （疼痛の性質・原因などを特定できる表現）		1-3-1 適切に痛みの表現ができた	
	4. 副作用症状	1. 意識レベル 2. 便秘 3. 嘔気嘔吐		1-4-1 副作用症状が軽減（増強しない） 1-4-2 副作用症状が軽減（増強しない） 1-4-3 副作用症状が軽減（増強しない）	
	5. 薬に対する不安・抵抗感	薬物使用時に対する抵抗感 （服薬コンプライアンス・麻薬に関する誤認識）		1-5-1 薬物療法に関する不安・トラブルがない	
2. 疼痛以外の苦痛症状のマネジメント	1. 身体症状の悪化・変化	1. 呼吸困難の原因 2. 消化器症状 3. 嚥下状況 4. 発熱または感染症状		2-1-1 呼吸困難が消失・改善した 2-1-2 消化器症状が消失・改善・改善した 2-1-3 嚥下症状が消失・改善・改善した 2-1-4 感染症状が消失し、新たな感染症状が出現しない	
	2. 水分・栄養管理メント	1. 水分出納バランス 2. 栄養状態・栄養バランス 3. 泌尿器症状		2-2-1 水分出納管理ができた 2-2-2 栄養改善ができた 2-2-3 乏尿に対して本人・家族への説明ができ、家族が対応できた 2-2-4 尿失禁に対して、汚染によるトラブルが防止できた	
	3. 皮膚トラブル	1. 皮膚の状態		2-3-1 皮膚トラブルがない、または改善した	
	4. 倦怠感・その他	1. 倦怠感・その他の苦痛症状の原因に応じて 2. その他の苦痛症状		2-4-1 倦怠感・苦痛症状が増強しない 2-4-2 苦痛症状が増強しない	
3. 心理・精神的援助	1. 本人精神的問題	1. 本人の生活の仕方・治療やケア・治療に対する希望 2. 本人の抑うつ・不安・いらだち・否定的言動		3-1-1 本人が治療やケアで安心できた 3-1-2 本人の不安やいらだちが軽減された	
	2. 家族の精神的問題	1. 家族の生活の仕方・治療やケア・治療に対する希望 2. 家族の抑うつ・不安・いらだち・否定的言動		3-2-1 家族が治療やケアで安心できた 3-2-2 家族の不安やいらだちが軽減された	

領域	項目	確認・援助内容	アウトカム指標
4. スピリチュアルペインへの援助	1. 生きること、存在していること	1. 本人のやりたいこと（ニーズ）、気になること、やり残していることの有無や内容の確認	4-1-1 本人・家族の気になることとやり残していることをやり残していたことができた
		2. 心のよりどころとなるもの	4-1-2 本人・家族の信じるものを尊重されていたことを実感できた（表現できた）
		3. 遺言・遺言の希望	4-1-3 本人が重要なメッセージまたは文章が残せた
	2. 他者とのつながり	1. 他者との関係を失うことによる本人の孤独感	4-2-1 本人が家族や他者とのつながりやいたわりを実感できた
	3. 自律性を保つ	1. 「役に立たない」という自己の存在価値が失われることとによる苦痛	4-3-1 自分の存在の意味・価値を見出すことができた
5. デス・マネジメント 本人・家族の死の受容のプロセス		1. 今後の病状変化や経過の理解	5-1-1 今後の病状変化や経過の理解ができた
		2. 在宅で最期を迎える本人の意思	5-1-2 今後をどのように生きたいかを表現できた
		3. 病状悪化に対する恐怖や不安	5-1-3 本人・家族が病状悪化に対する不安や恐怖を表出し、家族が病状悪化に対する死を迎えたいか本人または家族が自己決定できた
		4. 病名告知・延命処置の希望	5-1-4 必要な医療は受けられたことに納得できた
		5. 看取りの場所の確認	5-1-5 最期はどこで死を迎えたいか本人または家族が自己決定できた
		6. 本人・家族のメッセージの伝達	5-1-6 本人から家族へメッセージが残せていた
6. 家族・親族調整・死別サポート 本人と友人・家族・親族との関係		1. 本人・家族の意思統一・調整	6-1-1 本人・家族の意思統一ができた
		2. ケアへの参加状況と意欲	6-1-2 それぞれの役割を遂行できた
		3. 主介護者・決定権者の家族間の役割負担・調整	6-1-3 家族関係が破綻せず、適切なケアができた
	介護力・介護体制と家族の健康状態	1. 介護者の知識・技術力	6-2-1 介護方法を理解し、実施できた
		2. 介護者の心身の健康状態	6-2-2 介護者の身体疲労感と精神的負担軽減、または増強しなかった
		3. 家族の自分の時間の確保	6-2-3 家族が自分の時間をもてた
7. 喪失・悲嘆 予期悲嘆		1. 判断や意思決定に関する情報の共有	7-1-1 情報や思いを共有できた
		2. 不安や状態の把握（不安内容等を含む）	7-1-2 家族の不安や動揺が表出できた
8. 基本的ニーズへの援助	1. 日常生活動作	1. 1日の生活リズム、日常生活における嗜好	8-1-1 嗜好にあった規則正しい生活を送ることができる
		2. セルフケア能力、ADL、IADLの状態	8-1-2 ADL、IADLに合わせた、生活ができる
		3. 転倒、転落予防と介護	8-1-3 転倒しなかった、転倒しても打撲程度であった
		4. 清潔の援助・指導	8-1-4 清潔が保てる
		5. 認知症状確認・自傷他害の予防、徘徊時の対応指導	8-1-5 問題行動がなかった、軽減した
	2. 排泄	1. 排泄に関する苦痛・ストレス	8-2-1 排泄に関する苦痛・ストレスが軽減した
		2. 排便コントロール状況	8-2-2 排便コントロールができた
	3. 睡眠	1. 睡眠の状況（程度・リズム・せん妄の有無、薬剤の使用状況）	8-3-1 睡眠が確保できた
	4. 薬剤管理	1. 薬の使用方法に関する理解	8-4-1 適切な服薬ができた
		2. 副作用症状（生活症状）についての理解	8-4-2 薬物療法に関する不安・トラブルがなかった
9. ケア体制の確立	1. ケアチームの構築と連携	1. 受診体制（主治医との連携）	9-1-1 主治医との連絡・受診体制が整った
		2. 本人・家族とケア提供者間の認識	9-1-2 主治医・家族・受診体制が整った
		3. 家族の介護力	9-1-3 適切なサービスを利用できた
		4. 緊急時の連絡方法	9-1-4 緊急時に的確に連絡を取る方法が理解できた
	2. ケアマネジメント	1. 在宅療養に関する経済的な負担に対するサービス	9-2-1 必要なサービスが理解でき、利用の相談ができた
		2. 担当者会議（カンファレンス）の開催	9-2-2 目標を共有し、ケアプランが立てられた
	3. 医療処置（機器を含む）	1. 医療処置の方法・トラブル対処法の理解	9-3-1 医療処置の方法が理解でき、対応できた
		2. 医療機器の方法・トラブル対処法の理解	9-3-2 医療機器の取り扱いが理解でき、対応できた

出所：島内節、薬袋淳子：「在宅ターミナルケアシステム」開発を一部修正．2006年特許申請し2012年特許取得　特許.2006-299703東京医科歯科大学.

表4-2 在宅エンドオブライフ・ケアにおける専門職によるニーズ・ケア実施・アウトカム評価の指標開発過程

年次	アセスメント/アウトカム指標開発の目的と条件	アセスメント/アウトカム評価指標の抽出と開発および活用
1985	アウトカム評価で特に参考にした文献	1) Donabedian A (1985) : The Methods and Findings of Quality Assessment and Monitoring : An Illustrated Analysis,Vol.3. Ann Arbor. MI: Health Administration Press.
1992〜1995		2) Davis ER (1992) : Total Quality Management for Home Care. Aspen Publications. 3) Shaughnessy P, Crisler K. S. (1995) : Outcome-Based Quality Improvemerit — A Manual for Home Care Agencies on How to use Outcomes. National Association for Home Care..
2005		4) TenoJ : Family evaluation of hospice care (2005) : results from voluntary submission of date via webstore Of Pain And Symptom Management. 30(1) : 9-17.
1999	アメリカ合衆国で在宅ケアのメディケアとメディケイド対象者のアセスメント・アウトカムの制度として義務化	5) Shaughnessy Pと「コロラド大学で在宅ケアのアウトカムの評価方法」左記制度化におけるアウトカム測定方法として Outcome and Assessment Information Set (OASIS) のアセスメントと日本での使用計画の面接の使用計画の面接を縁返することで、そのままアウトカム指標として用いるいる考え方と手法を日本で実施することの承諾を得た。アウトカムに基づくケアの質改善 Outcome-Based Qualityl mprovement (OBQI) 方法
2002〜2004	経時的在宅エンドオブライフ・ケアの変化のニーズとケア内容をケア実践例から抽出	[在宅ターミナル患者の経時的なニーズの変化に対するケアプログラムの開発] と厚生科学研究 医療技術評価総合研究事業 財団法人笹川医学医療研究財団
2003	家族によるニーズとアウトカム評価方法を検討	[在宅ホスピスケアにおける利用者の家族とケア提供者が共有できるクリニカルパスの開発] 財団法人笹川医学医療研究財団研究費 (代表島内節)
2002〜2004	在宅ケアのアウトカム評価システムの検討	[在宅ケア質保証のためのアウトカム評価システム開発と実用化] 三菱財団社会福祉事業・研究助成 (代表島内節)
2002	著書出版	島内節、友安直子、内田陽子 (2002) : 在宅ケア アウトカム評価と質改善の方法. 医学書院.
2002	指標開発相談の研究	PhD Britta Marie Ternested (スウェーデン、エルスタシューンダル大学看護学部教授) エンドオブライフケアのアセスメント
2003	7ヶ国のアセスメントケア実施/アウトカム指標の各国での使用可能性・妥当性調査	日本20名 (訪問看護師16名、在宅医3名、難病患者会長1名) アメリカ合衆国、カナダ、イギリス、スウェーデン、デンマーク、フィンランドで看護研究者各国3名と在宅ケア現場のエンドオブライフケアの専門性の高い看護職3名 計56名 アセスメント/ケア実施/アウトカムの指標の各項目で95%以上が使用可能、妥当性ありの回答で各項目を採用
2002〜2006	在宅エンドオブライフケアの国内事例調査と分析の蓄積	国内の多様な地域でエンドオブライフケア事例の調査分析、アセスメント/ケア実施/アウトカム評価の事例調査指標の精選
2005〜2007	在宅エンドオブライフケアのクリニカルパス開発	文部科学研究 基盤研究B 在宅高齢者ホスピスケアのクリニカルパスとケアマネジメント方法の有効性評価と実用化 島内節、薬袋淳子、内田陽子
2006	特許申請	在宅終末期ケアプログラム開発とそのシステム化 (1)患者と家族用 No.2006-299700 (東京医科歯科大学)
2012	特許申請	在宅終末期ケアプログラム開発とそのシステム化 (1)患者と家族用 No.2006-05591 (東京医科歯科大学) (2)専門職者用
2007	日本と韓国の在宅エンドオブライフケア事例調査	在宅エンドオブライフケア事例調査：日本と韓国両国でがん事例と非がん事例を約半数ずつ、合計480事例の調査により両国比較 島内節、薬袋淳子編著：在宅エンド・オブ・ライフケア (終末期ケア)：利用者のアウトカムと専門職の実践力を高めるケアプログラムの応用. イニシア
2008	著書出版	島内節、薬袋淳子編著：在宅エンド・オブ・ライフケア.
2015	著書出版	島内節、内田陽子編著 (2015) : 在宅エンドオブライフケア. 施設エンドオブライフケア. ミネルヴァ書房
2014,4月〜2018,3月	在宅エンドオブライフケアの国際事例用の調査と提言	文部科学研究費 基盤研究C [独居高齢者と高齢夫婦世帯の在宅ケアシステムモデルの開発] (代表島内節)
2015	著書出版	在宅ケア学会、長江弘子編集責任 (2015) : 在宅ケア学第6巻エンド・オブ・ライフケアと看取り. 分担執筆島内節 [質の高いエンド・オブ・ライフケアと今後の課題―ケアの育成と専門職の責務. 人材育成―]. ワールドプランニング
2016-2017	学会設立	一般社団法人日本エンドオブライフケア学会設立 第1回学術集会2017, 第2回学術集会2018

出所：筆者作成.

第4章　在宅エンドオブライフ・ケアとアウトカムを高める方法

が国では使用可能と確認したが，ケア実施についてはニーズが同じであっても事例条件の相違によって検討し，ケア方法を変える必要があると考えられる。

独居者の在宅エンドオブライフ・ケアにおける看護師によるニーズとアウトカム評価

◻ 独居者のエンドオブライフ・ケアにおけるニーズとアウトカム評価の目的

　独居状態でエンドオブライフ・ケアを迎える事例は，①心身の状態の変化のアセスメントの遅れやケア対応が遅れると生命危機が発生する。また，②疼痛，その他症状として呼吸，排泄，嚥下障害，栄養不良，倦怠感が特に臨死期には多数出現する。ADL・IADL の低下があり日常生活行動に排泄・食事・身体清潔などの問題や家事困難が発生する。

　治療方針の選択や決定，精神的不調・強い孤独感・自己存在価値の葛藤など家族が不在であることで家族と同居者よりもさらに多発するニーズへの対応が必要となる。しかも，独居事例は全国的に増加傾向にあり，在宅ケア現場でも増加している。そこでこのような事例をとりあげてケアをしていく必然性から独居者のエンドオブライフ・ケアにおけるアセスメントとアウトカム評価において一般の在宅エンドオブライフ・ケア（表4-1）の指標を用いて，その項目内容と使用方法および実践例のニーズとアウトカムの結果を示し，評価項目の紹介と利用方法について述べる。

◻ 独居者のエンドオブライフ・ケアにおけるニーズとアウトカム指標を用いた評価結果の例

　① 目　的

　がん・非がんの独居事例のエンドオブライフの在宅ケア開始期と臨死期各2週間以内におけるニーズ，アウトカム，事例の条件，サービス利用状況を分析しケアの注目点が明らかになった。

　② 方　法

　2015年1月～2017年3月に各事例1年以内に在宅で看取った40歳以上の事例について在宅ケア開始期2週間と臨死期2週間について受持ち訪問看護師によりカルテを用いた質問紙調査を行った。各2週間以内のニーズとアウトカムは前節で述べた，大項目9カテゴリー（疼痛，疼痛以外の苦痛症状のマネジメント，心理・精神的援助，スピリチュアルペインへの援助，デスマネジメント，家族・親族との関係調整のマネジメント・死別サポート，喪失・悲嘆，基本的ニーズの援助，ケア体制の確立）とした。分析では各項目でニーズありをニーズ出現率，緊急対応を要したニーズ出現率，アウトカムは各ニーズ項目の解決と改善を改善率とし，がん・非がん事例の開始・臨死期のニーズ出現率とアウトカム改善率を比較した。加えて本人条件，サービス利用状況を分析した（図4-2～図4-5）。

第4章　在宅エンドオブライフ・ケアとアウトカムを高める方法

図4-2　ニーズ出現率（がん事例）

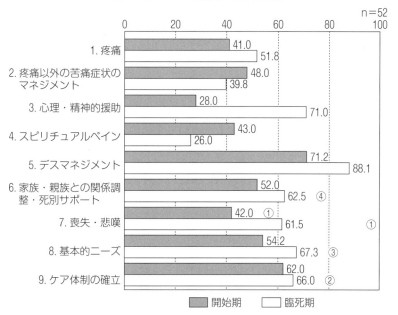

＊がん事例のニーズが高いのは①ディスマネジメント，②ケア体制，③基本的ニーズ，④家族・親族との関係調整・死別サポート

出所：島内節，楳田恵子，福田由紀子（2017）：独居のエンドオブライフ・ケアにおけるケアのアウトカムと事例条件およびサービス状況，第37回日本看護科学学会学術集会仙台．
文部科学研究費一般C平成26-29年度代表島内節による研究の一部である．

図4-3　ニーズ出現率（非がん事例）

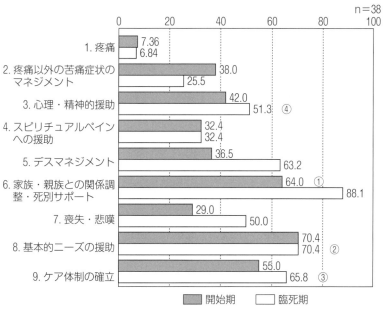

＊非がん事例のニーズが高いのは①家族・親族との関係調整・死別サポート，②基本的ニーズ，③ケア体制，④心理・精神的援助

出所：図4-2と同じ．

図4-4 アウトカム改善(がん事例)

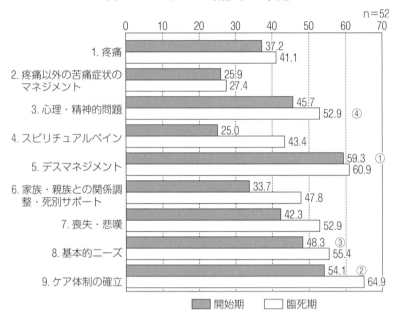

＊がん事例のアウトカムが高いのは①デスマネジメント，②ケア体制の確立，③基本的ニーズ，④心理・精神的問題

出所:図4-2と同じ.

図4-5 アウトカム改善(非がん事例)

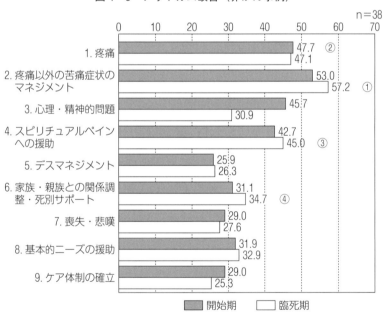

＊非がん事例のアウトカムが高いのは①疼痛以外の苦痛症状のマネジメント，②疼痛，③スピリチュアルペインへの援助，④家族・親族との関係調整・死別サポート

出所:図4-2と同じ.

第4章　在宅エンドオブライフ・ケアとアウトカムを高める方法

③　倫理的配慮

Ａ大学研究倫理審査委員会を経て，訪問看護師から事例本人と関わりが深い別居家族・親族の同意書を得て実施した。

④　指標の使用方法

・現場での独居者のエンドオブライフ・ケアにおけるニーズとアウトカム評価の使用方法

　ニーズとアウトカム評価指標の全体構成は前節の**表4-1**に示している。これらの項目で在宅ケア開始期2週間以内と臨死期2週間以内のニーズの有無を記入する。

　アウトカムについてはニーズと同じ項目について「効果あり」と「問題なし」は良いアウトカム結果と解釈する。「効果なし」「問題あり」は良くないアウトカム結果と解釈する。前節の**表4-1**には，ニーズとアウトカムの間に「ケア実施」があるがこれはケア実施の視点である。このケアの視点は事例の条件と状態によってどのような内容と方法でケアを実施するかを考慮してケア実施すべきである。ここではニーズとアウトカムに注目して述べる。

⑤　結　果

・事例条件はがん52事例57.8％，平均年齢71.8歳，平均在宅ケア期間97.6日，非がん38事例42.2％，平均年齢84.0歳，平均在宅ケア期間526日，非がん事例ではアルツハイマー型認知症18.4％，心疾患18.4％，脳梗塞13.2％であった。

・両群において開始・臨死期ともにニーズが高いのは基本的ニーズ54.2～70.4％，デスマネジメント36.6～88.1％，家族・親族との関係調整52.0～88.1％であった。多くのニーズは両事例群ともに臨死期に増加していた。

・緊急ニーズはがん事例では開始期40.4％，臨死期59.6％に出現，多いニーズはケア体制，デスマネジメント，家族・親族との関係調整であった。非がんは開始期25％，臨死期75％であった。多いニーズは，身体症状の変化13.2％，チューブ・医療機器のトラブルと本人の精神的問題各7.9％であった。社会資源の利用は訪問看護100％，がん事例の訪問看護は開始期6.2回，臨死期10.8回であった。訪問介護は開始期6.2回，臨死期6.5回，福祉用具利用ありは開始期53.8％，臨死期61.5％であった。非がんは訪問看護開始期3.8回，臨死期18.3回，訪問介護は開始期6.6回，臨死期18.6回，福祉用具利用ありは開始期71.1％，臨死期78.9％であった。

・アウトカムで解決・改善ありは，デスマネジメント（死の準備）開始期59.3％，臨死期60.9％，心理・精神的ケア開始期45.7％，臨死期52.9％，喪失・悲嘆のケア開始期42.3％，臨死期52.9％であった。非がんは，疼痛以外の苦痛症状のマネジメント開始期53.0％，臨死期57.2％，スピリチュアルペイン開始期42.7％，臨死期45.0％，疼痛は開始期47.7％，臨死期47.1％であった。

93

⑥　考　察

ニーズ出現率で高いのは，以下であった。

・基本的ニーズ，デスマネジメント（がん事例），家族・親族調整，心理的ニーズであり，身体症状よりも高い。ケア体制確立は特に重要である。

・基本的ニーズ以外すべてのニーズはがん事例が非がん事例より開始期・臨死期ともに高い。

アウトカム改善率が高いのは，がん事例ではデスマネジメント・ケア体制・基本的ニーズ・精神的問題，非がん事例では疼痛以外の苦痛症状・疼痛・スピリチュアルペイン・家族親族調整と死別サポートである。

サービスとインフォーマルサポートの問題として，訪問看護の回数は，臨死期においてもがん事例11回，非がん事例では8回，訪問介護の回数はがん事例17回，非がんでは19回であり，特に独居の条件を考えると頻度が少ないと考えられる。対象が独居者であり，「インフォーマルサポートなし」が非がん事例では32％，がん事例では0.12％であった。がんと非がん事例の比較では，(1)平均年齢が前者が12.2歳若く，(2)疾患の違いによって在宅ケア期間ががん事例では非がん事例の5分の1の期間であること，(3)両群とも多いニーズは類似傾向がみられ，開始期よりも臨死期において多様化しアウトカムは全体的に低下していた。しかし(4)アウトカムとしてニーズの解決改善は，がん事例はデスマネジメント・心理・精神問題，非がん事例は身体症状とスピリチュアルペインに改善がみられた。一方，非がん事例のアウトカム改善率が高いのは家族・親族との関係調整，基本的ニーズ，ケア体制の確立，心理・精神的問題であった。以上のことから在宅ケアの時期別ニーズの変化，アウトカム改善可能性があることが明らかになり，ケア体制が臨死期に集中的に必要であることに注目したケアが必要であることがわかった。

☐ エンドオブライフ・ケアにおけるニーズとアウトカム評価指標を専門職が用いることによるケアへの効果

ニーズとアウトカム評価指標を用いることで，①各事例についてどのようなニーズが出現しているか，各ニーズのアウトカム指標は解決・改善／問題なし，すなわち良いアウトカム結果，または非解決改善／問題あり，すなわち良くないアウトカム結果を紙上またはコンピュータ上で確認できる。②訪問看護ステーションなど各在宅ケア事業所別に，各事例のニーズとアウトカム評価表を用いた結果を集計することで現場のケア評価として使用できる。すなわちこのアウトカム評価結果は，個別事例の状態やケア体制条件の改善に利用できるとともに在宅ケア事業所全体のニーズ改善とケア体制の改善に利用することでケアの効果を高めることができる。

在宅エンドオブライフ・ケア事例のニーズと
アウトカムの家族評価による家族にとっての有用性

◻ 家族による事例のニーズとアウトカム評価の目的

　死が予測される在宅事例について，介護家族は患者本人の状態を把握しながら専門職に情報を伝え，症状などを訴える。これらの情報は専門職にとって早くニーズを発見したりケアの効果を確認するうえで重要である。アメリカ合衆国のTeno[16]は多数の地域での事例調査から家族は患者のエンドオブライフ期において患者の状態や症状をある程度正確に把握していることを発表している。

　家族が把握可能な事例のエンドオブライフ・ケアにおけるニーズとアウトカム指標評価のチェックリストを表4-3に示す。これは訪問看護師が，とらえるニーズとアウトカム指標のうち家族が回答可能と考える項目を抽出したものについて家族介護者3名にプレテストを行った後に本調査をした。また，家族と訪問看護師によるケア患者のニーズとアウトカムのとらえ方の一致や不一致をみるうえでも表4-3を有効に活用できるものにした。

◻ がん事例の家族にとってのニーズとアウトカムのチェックリスト使用の
　有用性

　がん患者の家族へ，患者のニーズとアウトカムのチェックリストを用いることで役立った点は何でしたか？　とたずねたところがん事例では9項目中8項目は役立ったという回答が多い。その内容は①本人・家族，専門家の間の意思疎通がうまくいく，②専門家に質問や相談をしやすくなる，③専門家の考えや行動が理解しやすくなる，④良い看取りの手助けになる，までは75％以上である。次いで⑤経過の内容が理解しやすい，⑥本人の状態や変化がわかりやすい，⑦ケアに計画的に参加できるは60％代である。⑧家族が経過を予測するのに役に立つは50％代，本人に示したいは20％台であった（図4-6）。

　専門職の考えの理解・相談・ケアへの参加に特に有効性と感じている。しかし，本人には示したくないが，多いことに留意した扱いが必要である。

◻ 非がん事例の家族にとってのニーズとアウトカムのチェックリスト使用の
　有用性

　非がん患者の家族が患者のニーズとアウトカムのチェックリストを用いることで役立った点は何でしたか？　とたずねたところ非がん事例の家族にとってのニーズとアウトカムのチェックリストの有用性はがん事例よりも低い。

　非がん事例では9項目中8項目で半数以上に役立ったとしていたが，がん事

表4-3 家族と看護師からみたエンドオブライフ・ケアのニーズとアウトカム評価のチェックリスト

	在宅開始期に以下の症状や問題,事実がありましたか?			サービスを受けた結果はいかがでしたか?		
痛み	1. 痛みがある	あり	なし	1. 痛みが消失した,または軽減した	はい	いいえ
	2. 薬による副作用(はき気・便秘・意識障害)	あり	なし	2. 副作用の症状が消失または軽減した	はい	いいえ
	3. 痛み止め薬を使う不安	あり	なし	3. 薬に対する不安や問題が少なくなり,正しく薬が使えた	はい	いいえ
その他の苦痛症状	4. 息苦しさ	あり	なし	4. 息苦しさが消失または軽減した	はい	いいえ
	5. 飲み込みにくい・むせる	あり	なし	5. 飲み込みが少しでも楽になったまたは飲み込みが悪いことによる肺炎を起こさず予防できた	はい	いいえ
	6. 発熱	あり	なし	6. 熱が下がった	はい	いいえ
	7. 栄養や水分が足りない	あり	なし	7. 栄養不足・水分不足にならなかった	はい	いいえ
	8. 排泄の苦痛(下痢・便秘などによる)	あり	なし	8. 排泄に関する苦痛・ストレスがない	はい	いいえ
	9. 皮膚の問題(かゆみ・床ずれ・湿疹など)	あり	なし	9. 皮膚の問題がない,または改善した	はい	いいえ
	10. 体がだるい	あり	なし	10. 体のだるさが軽減した	はい	いいえ
精神 心理	11. 本人が生活・治療・サービスの希望を表現しにくい	あり	なし	11. 希望が取り入れられた	はい	いいえ
	12. 本人の抑うつ・不安・いらだち・否定的言動	あり	なし	12. 不安,いらだちが軽減,または消失した	はい	いいえ
存在価値 生きる意味	13. 言い残していること,やり残していることがある	あり	なし	13. やり残していることを表現したり,取り組みができた	はい	いいえ
	14. 孤独感	あり	なし	14. 家族や知人とのつながりが持てると感じた	はい	いいえ
	15. 「役にたたない」という苦痛家族への負担	あり	なし	15. 自分ができることに取り組めると思った	はい	いいえ

出所:島内節,薬袋淳子他(2008):在宅におけるエンド・オブ・ライフ・ケア,イニシア.

第4章 在宅エンドオブライフ・ケアとアウトカムを高める方法

図4-6 がん事例の家族からみたケアのアウトカム評価を使用して
その有用性についての調査結果

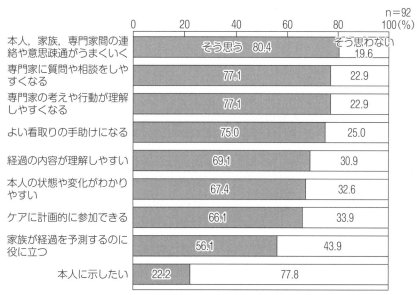

n=92

項目	そう思う	そう思わない
本人，家族，専門家間の連絡や意思疎通がうまくいく	80.4	19.6
専門家に質問や相談をしやすくなる	77.1	22.9
専門家の考えや行動が理解しやすくなる	77.1	22.9
よい看取りの手助けになる	75.0	25.0
経過の内容が理解しやすい	69.1	30.9
本人の状態や変化がわかりやすい	67.4	32.6
ケアに計画的に参加できる	66.1	33.9
家族が経過を予測するのに役に立つ	56.1	43.9
本人に示したい	22.2	77.8

出所：表4-3と同じ．

図4-7 非がん事例の家族からみたケアのアウトカム評価を使用して
その有用性についての回答結果

n=93

項目	そう思う	そう思わない
専門家に質問や相談をしやすくなる	63.1	36.9
本人，家族，専門家間の連絡や意思疎通がうまくいく	63.1	36.9
経過の内容が理解しやすい	62.1	37.9
専門家の考えや行動が理解しやすくなる	60.1	39.9
本人の状態や変化がわかりやすい	57.2	42.8
よい看取りの手助けになる	55.2	44.8
ケアに計画的に参加できる	51.2	48.8
家族が経過を予測するのに役に立つ	51.2	48.8
本人に示したい	19.2	80.8

出所：表4-3と同じ．

例よりも役立ちの度合いは低い。この理由は病状の経過パターンががん事例ではある程度類似性があるので予測しやすいことによると考えられる。非がん事例では経過パターンが長期にわたり一定ではなく多様性があるために役立ち度がより低く出ていると考えられる。しかしグラフ上方（役立ち度が高い項目内容）ではがん事例の場合の順位とほぼ近似している（図4-7）。

◻ 家族による事例のニーズとアウトカムのチェックリストが家族にとって役立つ事項の確認と効果

ケア現場で家族によるニーズとアウトカムのチェックリストによる把握結果は家族にとっての有用性がわかることで役立つと答えた内容に配慮してケアをすることで家族と専門職との関係を良くし，より適切なケアにつながりやすい。

既述したように家族による患者のニーズとアウトカムの把握は**表4-3**を用い，専門職ができるだけ早く事例の状態を把握してケアに活用することが重要である。

患者のニーズとアウトカムを家族が知ることで，家族へのより適切なかかわり方が明らかになり，ケアの効果を生み出しやすいといえる。

第4章 在宅エンドオブライフ・ケアとアウトカムを高める方法

5 エンドオブライフ・ケアにおける家族と訪問看護師によるニーズ把握とアウトカム評価の比較

◻ 家族と訪問看護師によるニーズとアウトカム評価指標を使用する目的

　介護家族と受持ち訪問看護師の両者から事例のニーズとアウトカム評価を行うことによって家族が気づいていることを看護師に伝えられる。これによってが看護師の気づきが遅れないようにすること，また看護師が気づいているが家族が気づかないことについては内容によって指導する必要がある。相互にニーズやアウトカムを早期に知り，家族介護者や看護に生かすことは事例に対して適切なケアを早期に行うために重要である。

　そこで同じニーズ項目とアウトカム項目を用いてニーズとアウトカムを共有することは，家族と専門職者の両方からケアの総合力を上げるために有効と考える。

　実際に家族と受持看護師が同一事例のニーズとアウトカム評価を行い，前節の表4-3を利用して両者を比較し，次に両者の一致度を確認し，類似点と相違点を明らかにした。

◻ エンドオブライフ・ケアの在宅開始期と臨死期においての
　ニーズとアウトカムの評価結果

　表4-4は，家族によって把握されたニーズとアウトカム指標を家族と看護師によってケア実践例に使用した結果である。

　前節で述べたように Teno は，家族は患者の症状など発生しているニーズをかなり正確に把握していることをアメリカ合衆国の多数地域と多数事例調査に基づいて明らかにした[17]。そこで本研究においても前節の表4-3について家族によってケア事例のアウトカムの回答を得て，一方で訪問看護師に家族と同一事例について表4-3によりニーズとアウトカム評価の回答を得て比較した。

◻ 利用者のニーズとアウトカム指標の使用方法と調査結果

　指標は表4-3のとおりである。家族がとらえられるニーズとアウトカムについては限界があるので訪問看護師が使うより多くのニーズとアウトカム指標（項目）の中から抜粋して両者で使う対応項目として選定した。その内容は，(1)痛みは3項目，(2)痛み以外の身体症状として息苦しさなど7項目，(3)心理精神的問題，(4)生きる意味・価値は3項目である。

表4-4 家族と看護師によるアウトカム比較 がん・非がん（開始期・臨死期）

| | がん家族 開始期看護師 | | | MC Nemar検定 | がん家族 臨死期看護師 | | | MC Nemar検定 | 非がん家族 開始期看護師 | | | MC Nemar検定 | 非がん家族 臨死期看護師 | | | MC Nemar検定 |
項目	n	あり(n)	あり(n)		n	あり(n)	あり(n)		n	あり(n)	あり(n)		n	あり(n)	あり(n)	
痛み																
1. 痛みが消失した、または軽減した	21	14	10		14	12	10		16	8	3		12	6	3	
2. 薬に対する不安や問題が少なくなり、正しく薬が使えた	20	16	4	***	13	12	6		13	3	3		8	2	3	
3. 副作用の症状が消失または軽減した	19	7	7		13	7	3		14	6	5		9	2	3	
4. 息苦しさが消失または軽減した	18	14	5	*	17	6	2		15	6	4		15	1	4	
その他の苦痛症状																
5. 飲込みが楽になった、飲込みが悪いことによる肺炎を予防できた	19	12	10		15	4	9		24	18	12		18	8	7	
6. 栄養不足・水分不足にならなかった	24	14	13		18	6	6		25	12	15		19	9	5	
7. 排泄に関する苦痛・ストレスがない	24	11	6		15	10	4		24	14	5	*	16	7	3	
8. 熱が下がった	18	11	6		12	6	4		17	10	5		13	7	2	
9. 皮膚の問題がない、または改善した	20	14	11		16	8	7		19	8	5		19	10	5	
10. 体のだるさが軽減した	22	11	10		14	5	4		18	6	5		12	9	5	
心理精神																
11. 希望が取り入れられた	20	15	12		14	11	9		20	6	11		13	9	5	
12. 不安、いらだちが軽減、または消失した	18	11	13		11	7	10		18	8	12		11	4	6	
生きる意味・価値																
13. やり残していることを表現し、実施への取り組みができた	18	7	7		12	3	3		17	3	5		11	3	0	
14. 家族や知人とのつながりが持てると感じた	19	10	11		12	11	8		17	13	6		12	9	3	*
15. 自分ができることに取り組めると思った	20	13	7		11	7	7		16	5	2		10	2	0	

注：アミカケ部分は事例のアウトカム項目について家族と訪問看護師の間で有意差あり。

出所：島内節、山本純子、安藤純子（2013）：在宅終末期における家族と訪問看護師による緩和ケアのアウトカム評価の比較—在宅ケア開始期と臨死期—，第33回日本看護科学学会学術集会.

第4章　在宅エンドオブライフ・ケアとアウトカムを高める方法

□ **ケア現場での介護家族と訪問看護師によるアウトカム項目の使用方法**

　介護家族には大きめの字でわかりやすく，このニーズ項目を「本人の状態として各項目についてその事実があるか」を「はい」「いいえ」で聞いた。ニーズの各項目のケアの結果をアウトカムとして「はい」の該当項目に○印，すなわち各項目は「改善」「問題なし」は「はい」で回答し，アウトカムは良いと考える。改善なしまたは問題ありは「いいえ」で回答し，アウトカムは良くないと考える。

　①　研究目的

　在宅終末期の緩和ケアにおける在宅ケア開始期と臨死期（死亡前）の各1週間にがん・非がん事例のアウトカムについて家族と訪問看護師の評価の相違と類似点を明らかにし，ケア上留意すべき点を明らかにした。

　②　調査対象者の背景

　回答は，がん28事例，平均年齢77.3歳，非がん29事例，平均年齢89.9歳であった。家族介護者の平均年齢はがん事例68.2歳，非がん事例のそれは67.5歳であった。

　③　がん事例の家族と看護師のアウトカム相違点（表4-4）

・開始期の両者のアウトカム評価（効果）のアウトカム相違項目は，①「薬に対する不安軽減，薬<ruby>薬<rt>くすり</rt></ruby>が正しく使えた」が家族16名，看護師4名（p<0.000）と「息苦しさが消失・軽減」が家族14名，看護師5名（p<0.05）と家族が看護師よりも有意によい評価であった。

・臨死期では，両者に有意差はなかった。

・アウトカムが両者で両時期で50％以上改善効果ありは「希望が取り入れられた」「不安・いらだち軽減」「家族や知人とのつながりが持てた」，30％以下は「やり残していることがある」であった。

　④　非がん事例の家族と看護師のアウトカム相違点（表4-4）

・開始期の両者のアウトカム評価は，「排泄に関する苦痛・ストレスがない」が，家族14名，看護師5名（p<0.05）であった。家族が良い評価であった。

・臨死期では「家族や知人とのつながりが持てた」，家族9名，看護師3名（p<0.05）で家族が看護師よりよい評価であった。

　⑤　家族と看護師ともに高い・低いアウトカムの類似点

・家族と看護師で高いアウトカムは，両群の開始期で「肺炎予防」が50％以上で，臨死期では50％以上の項目はなかった。

・アウトカム30％未満は非がん事例で「薬に対する不安軽減，正しく使えた」，「やり残していることがある」「自分ができることに取り組めない」であった。

　⑥　がん事例の家族・看護師のアウトカムの一致度（表4-5）

・開始期では両者の一致度は「息苦しさが消失・軽減」「体のだるさが軽減」は完全一致（係数.1.0），「家族や知人とのつながりが持てた」（0.61）で有意に

表4－5　介護家族と看護師によるアウトカム評価の有意一致項目　がん事例・非がん事例（在宅ケア開始期・臨死期）

	項目	がん 開始期 家族(%)	がん 開始期 看護師(%)	がん 開始期 κ係数	がん 臨死期 家族(%)	がん 臨死期 看護師(%)	がん 臨死期 κ係数	非がん 開始期 家族(%)	非がん 開始期 看護師(%)	非がん 開始期 κ係数	非がん 臨死期 家族(%)	非がん 臨死期 看護師(%)	非がん 臨死期 κ係数
痛み	1. 痛みが消失した、または軽減した	63.7	91.0	0.29	91.0	91.0	1.0**	50.0	18.8	0.20	57.2	28.6	−0.07
	2. 薬に対する不安や問題が少なくなり、正しく薬が使えた	85.8	57.2	0.36	87.5	75.0	−0.20	91.0	23.0	0.38	16.7	50.0	−0.33
	3. 副作用の症状が消失または軽減した	22.3	77.8	−0.18	50.0	50.0	1.0**	42.9	35.7	0.40	25.0	37.5	0.14
	4. 息苦しさが消失または軽減した	71.5	71.5	1.0**	60.0	50.0	0.01	40.0	26.7	0.58	18.2	45.5	0.03
その他の苦痛症状	5. 飲込みが楽になった、飲み込みが悪いことによる肺炎を予防できた	54.6	91.0	−0.17	54.6	81.9	0.42	75.0	50.0	−0.07	53.9	61.6	0.21
	6. 栄養不足・水分不足にならなかった	55.6	72.3	0.18	42.9	57.2	−0.12	48.0	12.5	0.18	53.9	61.6	−0.40
	7. 排泄に関する苦痛・ストレスがない	50.0	75.0	−0.16	42.9	57.2	0.16	58.3	20.8	−0.46	44.5	44.5	1.0**
	8. 熱が下がった	77.8	66.7	−0.36	60.0	60.0	1.0**	58.8	29.4	−0.20	6.3	25.0	−0.11
	9. 皮膚の問題がない、または改善した	75.0	68.8	−0.07	53.9	69.3	−0.26	42.1	26.3	0.59	46.2	53.9	0.23
	10. 体のだるさが軽減した	55.6	55.6	1.0**	36.4	36.4	1.0**	33.3	27.8	0.11	33.4	44.5	0.15
心理	11. 希望が取り入れられた	68.8	75.0	−0.07	80.0	80.0	1.0**	30.0	55.0	−0.27	60.0	70.0	−0.08
	12. 不安、いらだちが軽減、または消失した	56.3	81.3	−0.08	60.0	90.0	0.28	44.4	66.7	0.22	25.0	87.5	0.09
生きる意欲・価値	13. やり残していることを表現し、実施への取り組みができた	38.5	53.9	0.09	50.0	25.0	0.50	17.6	29.4	0.20	37.5	12.5	−0.23
	14. 家族や知人とのつながりが持てると感じた	83.4	91.7	0.62*	90.0	70.0	0.00	76.5	46.2	−0.33	57.2	61.5	0.72*
	15. 自分ができることに取り組めると思った	61.6	53.9	0.53	67.0	55.6	−0.15	31.3	12.5	0.50	25.0	0.0	0.00

注：各項目について「はい」「いいえ」で回答。「はい」は「改善」または「問題なし」を指す。アミカケ部分は事例のアウトカム項目について家族と訪問看護師の間で有意に一致。

出所：表4－4と同じ。

第4章　在宅エンドオブライフ・ケアとアウトカムを高める方法

一致した。

・臨死期では「痛みが軽減・消失した」「副作用の不安」「熱が下がった」「体のだるさが軽減した」「希望が取り入れられた」は完全一致（係数1.0）であった。

　⑦　非がん事例の家族・看護師のアウトカム一致度（表4-5）

・開始期では家族と看護師の有意な一致はなかった。

・臨死期では「排泄に関する苦痛・ストレスがない」で（係数1.0）の完全一致と「家族や知人とのつながりが持てた」で（係数0.72）有意に一致していた。

　⑧　考　察

・がん・非がんともに開始期が臨死期より改善項目が多い。アウトカムが両群とも開始期50%以上は「肺炎予防」であった。

・がん事例では精神的ケア項目のアウトカムが高かった。

・非がん事例では家族と看護師の両者でアウトカムが高い項目はがん事例よりも少なかった。両者・両時期ともに30%以下のアウトカム項目は非がん事例に特に精神面で多かった。両群ともに「やり残していることがある」のアウトカムは低いのでそれに注目したケアが必要である。

・がん事例では「身体症状」や「精神的ケア」のアウトカムの両者の一致度が高く，非がんよりも比較的効果的なケアがなされていた可能性がある。

☐ エンドオブライフ・ケアにおける家族と看護師が同一のニーズと　アウトカム評価を行うことによるケアの効果

　事例のニーズとアウトカムの把握が家族と訪問看護師で相違が出ると家族がニーズに気づいているのに看護師が気づかないとケアの対応が遅れて本人にとって不利益が生じる。家族にとってはケアをしてもらえないという葛藤が発生し不満を感じて，看護師への信頼も失うことにもなる。一方両者によるニーズとアウトカムの一致度が高ければ利用者に対して適切な時期にケアがなされ，利用者・家族と看護師間で相互信頼も深まりやすいので，これらの指標の利用は価値があると考える。

在宅エンドオブライフ・ケアにおける緊急ニーズのケアとアウトカム評価

❏ エンドオブライフにおける緊急ニーズのケアとアウトカム評価の目的

　在宅エンドオブライフは，さまざまな病状人や精神的な問題が出現しやすく，その過程も利用者により違いがある。いつから，どのような症状が出現しているのか，どの程度なのか，本人および家族は，何について困っているのかなど，考えられる症状や程度，緊急問題となりやすい情報を集めることが必要である。在宅エンドオブライフの緊急ニーズやその前駆症状の早期発見は，在宅ということから，ほとんどがエンドオブライフ状態にある本人・家族等からの連絡や看護師の意図的な観察から情報を収集しなければならない。緊急ニーズを繰り返すことは療養者の生命や精神安定が崩れ，家族生活も脅かされやすい。

　本人・家族が発信している異常についてのサインや症状，さらに，発生した緊急ニーズが在宅エンドオブライフの自然な経過なのか，苦痛を軽減する必要がある症状なのか，不安，介護に伴う問題などのアセスメントをする必要がある[18][19]。緊急ニーズが発生した場合には，本人・家族へのケアの優先順位を考え，常に本人・家族のニーズに適切に対応できるよう，準備が必要である。ここでの緊急ニーズとは，「緊急に専門職が対処を必要とした事項」[20]とする。

　在宅エンドオブライフ・ケアにおける緊急ニーズのケアとアウトカム評価の目的は，緊急ニーズの発生予防と緊急ニーズの即時対応ができることがケアの目的となる。具体的には，緊急ニーズを早期に把握できること，緊急ニーズに適切に対応できることによって，在宅エンドオブライフに発生した緊急ニーズや心身状態や介護問題の発生の防止や生活の安定を図ることができる。アウトカムは，発生したニーズに対して「解決」「改善」「未解決」を示し，緊急ニーズへのケアの内容と方法の評価を行い，その後の緊急ニーズのケアの計画，方針を立てることができる。

❏ エンドオブライフにおける緊急ニーズのアウトカム評価

　利用者のアウトカムとは，「利用者の２時点の健康状態の変化」[21]であり，緊急ニーズのアウトカムとは，「利用者・家族の２時点の緊急ニーズへのケアの効果の評価」である。

　緊急ニーズのアウトカム評価を表４-６に示す。

　緊急ニーズのアウトカム評価は，①緊急ニーズ内容，②その緊急ニーズの回数，③対応方法，④ケアの評価の４つで構成されている。

　アセスメントに用いる緊急ニーズの項目は，島内らの東京・神奈川・埼玉県

第4章　在宅エンドオブライフ・ケアとアウトカムを高める方法

表4-6　エンドオブライフにおける緊急ニーズのアウトカム評価

◆緊急ニーズの内容と頻度，その対応方法（電話・訪問）の評価（解決・改善・未解決）

①下記の症状や問題，事実がありましたか？	②発生した内容に回数を記入してください	③対応した事項に回数を記入してください	④ケアの効果はいかがでしたか？下記から選んで○を記入してください		
緊急ニーズの内容	緊急ニーズ回数	対応方法		アウトカム（ケアの結果）	
		電話対応	訪問対応	解決	改善	未解決
1．疼　痛						
2．疼痛増強時の対処						
3．薬物の使い方						
4．身体症状の悪化・変化						
5．チューブ類・医療機器のトラブル						
6．本人の精神的問題						
7．家族の精神的疲労						
8．家族の身体的疲労						
9．介護技術・知識						
10．介護継続の意思						
11．その他（　　　　　　　　）						

出所：島内節，鈴木琴江（2008）：在宅高齢者の終末期ケアにおける　経過時期別にみた緊急ニーズ，日本看護科学会誌，28（3），24-33．より作成．
科学研究費基盤研究C平成26-29年度代表島内節による研究の一部である．

　　内の25か所の訪問看護ステーションによる緊急ニーズの調査[22]の分析結果に基づいて，電話対応，訪問対応で緊急ニーズ項目が把握できる内容として11項目を設定した。

　　緊急ニーズの内容は，1．疼痛，2．疼痛増強時の対処，3．薬物の使い方，4．身体症状の悪化・変化，5．チューブ類・医療機器のトラブル，6．本人の精神的問題，7．家族の精神的疲労，8．家族の身体的疲労，9．介護技術・知識，10.介護継続の意思，11.その他とした。

　　対応方法としては，「電話対応」と電話の連絡後，訪問を実施した場合の「訪問対応」とした。電話対応は「緊急ニーズが発生し，利用者・家族から連絡があり，電話のみで対処した事項」である。訪問対応は「予定されていた訪問看護以外で利用者・家族から電話連絡があり，電話対応では解決しないと判断し，緊急訪問にて対処した事項」である。

　　ケア評価の項目は，「解決」「改善」「未解決」の3段階とした。

　　評価の視点の「解決」は，緊急ニーズが解決した状態である。「改善」は解決には至っていないが，緊急ニーズはケア前よりよくなった状態である。エンドオブライフでは，その病態，経過から，症状や状態を維持すること，改善することが難しいため，ケアにより一時的に改善できたことを評価する。「未解決」は緊急ニーズがケア実施後に改善できていない状態である。

現実的には緊急ニーズは，解決または改善に至るようにケアしないと在宅での療養生活が困難に陥るので，何とかして解決または改善に向けたケアが要求される。

ケア後のアウトカム結果評価の視点と判定方法は以下とした。

解決：緊急ニーズが解決した状態

改善：解決には至っていないが，緊急ニーズはケア前の状態より改善した状態

未解決：緊急ニーズがケア実施後に改善できていない状態

□ 現場での緊急ニーズのアウトカム評価の使用方法

緊急ニーズのアウトカム評価は，本人と家族に発生した緊急ニーズへのケアの効果を評価するものである。

本人・家族等からの電話連絡により緊急状況の把握ができる。この際，「どのような緊急ニーズが発生しているか」を緊急ニーズの内容からチェックし，緊急ニーズの発生の欄に○や回数を記入する。次に，「電話対応のみで解決できたのか」，それとも「電話の内容によって緊急訪問となったのか」，電話対応・訪問対応を選択する。

緊急ニーズが数回発生する場合があるため，「電話対応」「訪問対応」の欄に緊急ニーズが発生し対応した回数を記入する。

緊急ニーズ発生後のケアの評価として「解決」「改善」「未解決」の３つから１つを選択する。ケアの評価は，緊急ニーズを把握した時点の利用者・家族の状態とケア後の状態を比較し，「解決」「改善」「未解決」のいずれかをアウトカムとして判定する。すなわち改善が急速にはできなくても徐々にでも改善に向けて手を尽くすケアとなるのが一般的である。

□ アウトカム評価の現場での使用によるケアの結果

ここでは，高齢者夫婦世帯の在宅エンドオブライフの緊急ニーズとケアの効果について，緊急ニーズのアウトカム評価を用いた結果を示す。[23][24]

関東・東海・中国地方の６県46の訪問看護ステーションの65歳以上の高齢者夫婦世帯で事例を看取った153事例の調査である。余命６か月以内と診断された事例で在宅ケア期間が１年以内の事例である。調査期間は，在宅ケア開始期・臨死期の２週間である。調査内容は，緊急ニーズのアウトカム評価の11項目である。

153事例の背景を以下に示す。

・がん119事例（77.7%），非がん34事例（22.2%）

・平均年齢は，がん事例　77.5歳±7.1歳　非がん事例83.7歳±6.2歳

・性別　がん事例〔男93例（78.2%），女29例（21.8%）

第4章　在宅エンドオブライフ・ケアとアウトカムを高める方法

・性別　非がん事例［男25例（73.5％），女9例（26.5％）

・主な疾患（第1位）は，がん事例では，肺がん15例。非がん事例では，肺炎・慢性閉塞性肺疾患3例

・生存期間が6カ月以内と診断された事例の平均在宅ケア期間は，がん事例では，55.7日±57.9日。非がん事例では，99.9日±97.6日

　がん119事例のうち，開始期の緊急ニーズが発生した事例は，52例（43.7％）である。そのうち，電話対応は19例（36.5％），訪問対応した事例は33例（63.5％）である。臨死期の緊急ニーズが発生した事例は，95例（79.8％）である。電話対応は13例（13.7％），訪問対応した事例は82例（86.3％）である。

　緊急ニーズの内容は，開始期・臨死期ともに「身体症状の悪化・変化」が最多である。開始期では，「介護技術・知識」，「家族の身体的疲労・精神的疲労」の家族についての緊急ニーズが多く発生している。臨死期では，開始期よりニーズの発生率が高く，本人の身体症状や疼痛に関しての緊急ニーズが多く発生している。

　がん事例の在宅ケア開始期2週間の緊急ニーズ内容とケアによるアウトカムを表4-7に示す。

　在宅ケア開始期2週間の緊急ニーズの内容とケアによるアウトカムは，「身体症状の悪化・変化」35事例（29.4％）が最多である。アウトカムは解決7事例（36.8％），改善11事例（57.3％）で未解決が1名（5.3％）である。「チューブ類／医療機器のトラブル」14事例（11.8％），アウトカムは解決7事例（50.0％），改善4事例（28.6％）で未解決が1名（7.1％）である。「身体症状の悪化・変化」と「チューブ類／医療機器のトラブル」では1事例が未解決である。

　がん事例の在宅ケア臨死期2週間の緊急ニーズ内容とケアによるアウトカムを表4-8に示す。

　在宅ケア臨死期2週間緊急ニーズ内容とケアによるアウトカム結果は，「身体症状の悪化・変化」90事例（75.7％）と最多である。アウトカムは解決35事例（46.7％），改善26事例（34.7％），未解決14名（18.7％）である。「本人の精神的問題」「家族の精神的疲労」「介護技術・知識」「介護継続の意思」では，未解決事例はなく，ケアの結果として解決・改善している。しかし，その他の項目では，開始期より多く未解決となっている。

　非がん34事例のうち，開始期の緊急ニーズが発生した事例は，12例（35.3％）である。そのうち電話対応は4例（33.3％），訪問対応した事例は8例（66.7％）である。臨死期の緊急ニーズが発生した事例は29例（85.3％）である。電話対応は4例（13.8％），訪問対応した事例は25例（86.2％）である。非がん事例の緊急ニーズの内容は，開始期では，「家族の身体的疲労」「家族の精神的問題」と家族についての緊急ニーズの発生が多い。臨死期では，本人の問題である「身体症状の悪化・変化」が最多であり，次いで「家族の身体的疲労」「家族の

表4-7　がん事例の緊急ニーズ内容とケアによるアウトカム結果（在宅ケア開始期2週間）

n＝119

| 緊急ニーズ項目 | 緊急ニーズ頻度 | | 対応方法 | | | | アウトカム（ケアの結果）[1] | | | | | |
| | | | 電話対応 | | 電話→訪問対応 | | 解決 | | 改善 | | 未解決 | |
	回数	％	回数	％	回数	％	回数	％	回数	％	回数	％
1．疼　痛	15	12.6	8	53.3	7	46.7	4	36.4	7	63.6	0	0.0
2．疼痛増強時の対処	15	12.6	8	53.3	7	46.7	4	33.3	8	66.7	0	0.0
3．薬物の使い方	21	17.6	9	42.9	12	57.1	5	41.7	7	58.3	0	0.0
4．身体症状の悪化・変化	35	29.4	11	31.4	24	68.6	7	36.8	11	57.9	1	5.3
5．チューブ類／医療機器のトラブル	14	11.8	3	21.4	11	78.6	7	58.3	4	33.3	1	8.3
6．本人の精神的問題	12	10.1	2	16.7	10	83.3	2	25.0	6	75.0	0	0.0
7．家族の精神的疲労	18	15.1	7	38.9	11	61.1	2	22.2	7	77.8	0	0.0
8．家族の身体的疲労	19	16	9	47.4	10	52.6	2	22.2	7	77.8	0	0.0
9．介護技術・知識	22	18.5	10	45.5	12	54.5	5	50.0	5	50.0	0	0.0
10．介護継続の意思	17	14.3	8	47.1	9	52.9	2	28.6	5	71.4	0	0.0

注：1）無回答を削除して集計した.

表4-8　がん事例の緊急ニーズ内容とケアによるアウトカム（在宅ケア臨死期2週間）

n＝119

| 緊急ニーズ項目 | 緊急ニーズ頻度 | | 対応方法 | | | | アウトカム（ケアの結果）[1] | | | | | |
| | | | 電話対応 | | 電話→訪問対応 | | 解決 | | 改善 | | 未解決 | |
	回数	％	回数	％	回数	％	回数	％	回数	％	回数	％
1．疼　痛	35	29.4	8	22.9	27	77.1	12	54.5	8	36.4	2	9.1
2．疼痛増強時の対処	31	26.1	8	25.8	23	74.2	7	36.8	9	47.4	3	15.8
3．薬物の使い方	34	28.6	14	41.2	20	58.8	13	54.2	8	33.3	3	12.5
4．身体症状の悪化・変化	90	75.7	14	15.6	76	84.4	35	46.7	26	34.7	14	18.7
5．チューブ／医療機器のトラブル	19	16	4	21.1	15	78.9	6	54.5	4	36.4	1	9.1
6．本人の精神的問題	20	16.8	8	40.0	12	60.0	4	33.3	8	66.7	0	0.0
7．家族の精神的疲労	25	21	8	32.0	17	68.0	5	27.8	13	72.2	0	0.0
8．家族の身体的疲労	22	18.5	10	45.5	12	54.5	3	20.0	9	60.0	3	20.0
9．介護技術・知識	31	26.1	13	41.9	18	58.1	10	50.0	10	50.0	0	0.0
10．介護継続の意思	17	14.3	9	52.9	8	47.1	3	37.5	5	62.5	0	0.0

注：1）無回答を削除して集計した.

精神的疲労」と家族の問題が続いている。

　非がん事例の在宅ケア開始期2週間の緊急ニーズ内容とケアによるアウトカムを表4-9に示す。

　在宅ケア開始期2週間緊急ニーズ内容とケアによるアウトカムは，「薬物の使い方」3事例（8.1％）のアウトカムは解決1事例（33.3％），改善1事例（33.3％），未解決1事例（33.3％）である。

　非がん事例の在宅ケア臨死期2週間の緊急ニーズ内容とケアによるアウトカ

第4章　在宅エンドオブライフ・ケアとアウトカムを高める方法

表4-9　非がん事例の緊急ニーズ内容とケアによるアウトカム結果（在宅ケア開始期2週間）

n＝34

緊急ニーズ項目	緊急ニーズ頻度		対応方法				アウトカム（ケアの結果）[1]					
			電話対応		電話→訪問対応		解決		改善		未解決	
	回数	％	回数	％	回数	％	回数	％	回数	％	回数	％
1．疼　痛	1	2.7	0	0.0	1	100.0	0	0.0	1	100.0	0	0.0
2．疼痛増強時の対処	1	2.7	0	0.0	1	100.0	0	0.0	1	100.0	0	0.0
3．薬物の使い方	3	8.1	2	66.7	1	33.3	1	33.3	1	33.3	1	33.3
4．身体症状の悪化・変化	6	16.2	3	50.0	3	50.0	4	80.0	1	20.0	0	0.0
5．チューブ／医療機器のトラブル	1	2.7	0	0.0	1	100.0	1	100.0	0	0.0	0	0.0
6．本人の精神的問題	4	10.8	1	25.0	3	75.0	1	50.0	1	50.0	0	0.0
7．家族の精神的疲労	7	18.9	4	57.1	3	42.9	1	25.0	3	75.0	0	0.0
8．家族の身体的疲労	7	18.9	3	42.9	4	57.1	0	0.0	5	100.0	0	0.0
9．介護技術・知識	4	10.8	3	75.0	1	25.0	0	0.0	3	100.0	0	0.0
10．介護継続の意思	3	8.1	2	66.7	1	33.3	0	0.0	2	100.0	0	0.0

注：1）無回答を削除して集計した.

ムを表4-10に示す。

　緊急ニーズが発生した緊急ニーズへのアウトカム結果は，未解決事例はおらず，すべてが解決・改善である。

　がん事例・非がん事例の臨死期で緊急ニーズの発生が増加し，開始期より訪問対応が多い。がん事例の開始期・臨死期と非がん事例の臨死期では，「身体症状の悪化・変化」の緊急ニーズが最多である。非がん事例の開始期では，「家族の身体的疲労」，「家族の精神的疲労」と家族についての緊急ニーズの発生が多く，非がん事例の開始期には，本人の身体的な状態へのケアとともに家族への支援が重要である。

　対応後の改善は，がん事例の開始期96.2％，臨死期84.2％であり，非がん事例の開始期91.7％，臨死期100％である。がん事例の臨死期には，緊急ニーズの改善率が低いことがある[25]。

❑ エンドオブライフにおけるアウトカム評価を用いることによるケアへの効果

　緊急ニーズのアウトカム評価を用いることにより，緊急ニーズを予測したケアの実施や，緊急ニーズへの即時対応のためのケアの準備が行えることで対応が容易になると考える。

　具体的な緊急ニーズのアセスメントにより緊急のニーズを改善し，行っているケアを評価し，ケアを実施することで，よりケアの効果を高めることができる。さらに，実施したケアの効果を評価することができ，実施しているケアを見直す，継続するなど，具体的なケアを考えることができ，今後のケアの方針に役立てられる。

表 4-10 非がん事例の緊急ニーズ内容とケアによるアウトカム結果（在宅ケア臨死期 2 週間）

n＝34

緊急ニーズ項目	緊急ニーズ頻度		対応方法				アウトカム（ケアの結果）[1]					
			電話対応		電話→訪問対応		解決		改善		未解決	
	回数	％	回数	％	回数	％	回数	％	回数	％	回数	％
1．疼　痛	2	2.5	0	0.0	2	100.0	0	0.0	1	100.0	0	0.0
2．疼痛増強時の対処	3	3.7	1	33.3	2	66.7	2	66.7	1	33.3	0	0.0
3．薬物の使い方	7	8.6	4	57.1	3	42.9	4	57.1	3	42.9	0	0.0
4．身体症状の悪化・変化	28	34.6	7	25.0	21	75.0	12	66.7	6	33.3	0	0.0
5．チューブ／医療機器のトラブル	5	6.2	2	40.0	3	60.0	4	100.0	0	0.0	0	0.0
6．本人の精神的問題	5	6.2	2	40.0	3	60.0	3	60.0	2	40.0	0	0.0
7．家族の精神的疲労	9	11.1	3	33.3	6	66.7	4	50.0	4	50.0	0	0.0
8．家族の身体的疲労	9	11.1	3	33.3	6	66.7	3	37.5	5	62.5	0	0.0
9．介護技術・知識	8	9.9	3	37.5	5	62.5	4	50.0	4	50.0	0	0.0
10．介護継続の意思	5	6.2	3	60.0	2	40.0	3	75.0	1	25.0	0	0.0

注：1）無回答を削除して集計した．

　　エンドオブライフの臨死期における緊急ニーズは開始期より増えている。臨死期では緊急ニーズの内容は，項目が多く，頻度も高くなる。本人の身体的な問題による緊急ニーズが最も多く，次いで，家族についての緊急ニーズの発生であり，本人の身体的な状態へのケアとともに家族への支援が必要である。さらに，緊急ニーズを予測したケアの方法や緊急ニーズに対応できるよう訪問看護ステーションの準備や体制を整える必要がある。アウトカム評価を行うことで，このように利用者のエンドオブライフの時期や緊急ニーズの内容を的確に把握でき，適切なケアを実践し，ケアの効果を高めることができる。さらに，利用者の病状安定，生活基盤整備を早期に実現し，家族の負担の軽減を図ることができる。

　　緊急ニーズは，病状・症状の変化，医療的ケアの不安，介護疲れなど体制が整えられていないことから発生している。そのため，利用者・家族に対する緊急時の対応方法の説明や指導を行う。また，緊急ニーズを予測し，緊急ニーズの発生した時のケア・対応について医師などと調整し，準備しておくことが緊急ニーズの予防につながる。緊急ニーズの予測，予防を図ることにより，ケアの質を保証することができ，利用者の生活の質の向上につながる。アウトカム評価を用いることにより，エンドオブライフの過程で迎える在宅の緊急ニーズの判断とケアの実施，ケア実施後の効果の評価により，よりよいケアの循環を図ることができる。

　　研究への発展として，緊急ニーズのアウトカム評価を用いて，緊急ニーズの内容を的確に把握できること，ニーズによる発生頻度の違いがわかること，時期や状態による発生頻度を比較することなど，実施したケアを次の研究に活用

第 4 章　在宅エンドオブライフ・ケアとアウトカムを高める方法

して現場のケアに生かすことができる。さらに，事例背景等の情報，緊急ニーズの内容，アウトカム等を分析することにより，事例条件等から緊急ニーズの発生を示すことができ，緊急ニーズへのケアに結びつけやすくなる。

　緊急ニーズへの予防，即時対応のケアの確立のため，より多くの事例による緊急ニーズの発生状況，緊急ニーズに対応する予防・即時対応ケア，連絡体制を含めた研究を進めていく必要がある。

　エンドオブライフケアにおける緊急ニーズは多様性があるとはいえ，既存研究からある程度のニーズ内容が限定されているので，それをニーズとして，アウトカム評価レベル（改善，悪化）を設定することで各事例の記入用紙としても現場で利用でき，かつ評価ができる。

○ 注

(1)　長江弘子他編著（2014）：看護実践にいかすエンド・オブ・ライフケア，46表3-1，日本看護協会出版会.

(2)　内閣府（2013）：平成25年版高齢社会白書，29，内閣府.

(3)　内閣府（2014）：平成26年版高齢社会白書，内閣府HP（http://www8.cao.go.jp/kourei/whitepaper/w-2014/zenbun/s1_2_3.html）

(4)　杉野美和，奥山真由美，道繁祐紀恵他（2015）：高齢者への事前指示書の普及に関する文献的考察，山陽論叢，22，21-27.

(5)　吉田千鶴子（2010）：高齢者が考えるエンドオブライフ期の迎え方—エンドオブライフ期への支援システム構築をめざして—，豊橋創造大学紀要，14，95-110.

(6)　厚生労働省（2007）：終末期医療の決定プロセスに関するガイドライン（www.hpcj.org/info/other/s0521-11a.pdf）

(7)　田中祐子，木澤義之，坂下明大（2015）：アドバンス・ケア・プランニングと臨床倫理に関する研修会の実施とその評価，Palliative Care Research, 10(3)，310-314.

(8)　同前.

(9)　Carmen, H. M., Houben, Spruit, M. A., Wouters, E. F. M., Janssen, D. J. A. A randomized controlled trial on the efficacy of advance care planning on the quality of end of life care and communication in patients with COPD：the research protocol BMJ Open 2014：4：e004465 doi：10.1136/bmjopen-2013-004465　1〜6.

(10)　日本看護協会（2007）：看護実践情報，倫理的課題の概要（http://www.nurse.or.jp/nursing/practice/rinri/text/basic/problem/ishikettei_02.html）（2018.7.26）.

(11)　J-DECS（Health care decision-making support for people with dementia in japan），（www.j-decs.org/news/）（2018.7.26）.

(12)　Kiely, D. K., Volicer, L., Teno, J., Jones, R. N., Prigerson, H. G., Mitchell, Susan. L. (2006)：The Validity and Reliability of Scales for the Evaluation of End-of-Life Care in Advanced Dementia, Alzheimer Dis Assoc Disord, 20(3)，176-181.

(13)　Volicer, L., van der Steen, J. Y. (2004)：Outcome Measures for Dementia in the Advanced Stage and at the End of Life　Advances in Geriatrics Volume 2014, Article ID 346485, 10.

(14)　Miyashita, M., Morita, T., Sato, K., MHlthSci, Hirai, K., Shima, Y., Uchitomi, Y. (2008)：Good Death Inventory：A Mearure for Evaluating Good Death from the Bereaved Family Member's Perspective, Journal of Pain and Management, 35(5), 486-498.

⒂　同前.

⒃　Teno, J. M. (2005)：Measuring end-of-life care outcomes retrospectively. Journal of Palliative Medicine, 8 (Suppl 1), S42-49.

⒄　Teno, J. (2005)：Family evaluation of hospice care：results from voluntary submission of date via webstore of Pain And Symptom Management, 30(1), 9-17.

⒅　島内節, 鈴木琴江 (2008)：在宅高齢者の終末期ケアにおける経過時期別にみた緊急ニーズ, 日本看護科学会誌, 28(3), 24-33.

⒆　森田祐代 (2013)：訪問看護サービスにおける24時間の電話対応と緊急時対応の実態, 日本看護研究学会雑誌, 36(2), 105-117.

⒇　同前.

㉑　島内節, 友安直子, 内田陽子 (2002)：在宅ケアアウトカム評価と質改善の方法, 24, 医学書院.

㉒　前掲⒆.

㉓　福田由紀子, 島内節, 川上友美他 (2016)：(第２報) 高齢者夫婦世帯の在宅終末期における開始期と臨死期の緊急ニーズ・対応と結果―がん事例と非がん事例の比較―, 第21回日本在宅ケア学会学術集会.

㉔　科学研究費基盤研究Ｃ「独居高齢者と高齢夫婦世帯の在宅看取りシステムのモデル開発と実用化検証」平成26年～28年, 研究代表者：島内節 (研究課題番号26463518) 同前研究により助成を受けている.

㉕　同前.

㉖　日本在宅ケア学会編 (2015)：エンド・オブ・ライフと在宅ケア (在宅ケア学６) 59-63, ワールドプランニング.

◯ 参考文献

［3節］

Shaughnessy, P. W., Hittle, D. F., Crisler, K. S., et al. (2002)：Improving patient outcomes of home health care：findings from two demonstration trials of outcome-based quality improvement, Journal of The American Geriatrics Society, 50(8), 1354-1364.

島内節, 楳田恵子, 福田由紀子 (2017)：独居のエンドオブライフケアにおけるケアのアウトカムと事例条件およびサービス状況, 第37回日本看護科学学会学術集会仙台.

島内節 (2015)：がんと在宅ケア, 日本在宅ケア学会編, 在宅ケア学5　成人・高齢者を支える在宅ケア, 30-38, ワールドプランニング.

島内節 (2015)：質の高いエンド・オブ・ライフケアと今後の課題, 日本在宅ケア学会編　エンド・オブ・ライフケアと在宅ケア (在宅ケア学６), 59-63, ワールドプランニング.

島内節, 安藤純子他 (2012)：在宅終末期ケアパスの評価によるケアの充実及びシステムの改善に関する研究, 広島在宅ケア研究会　平成24年研究報告書, 37の一部を修正.

［5節］

島内節, 楳田恵子, 福田由紀子 (2017)：独居のエンド・オブ・ライフケアにおけるケアのアウトカムと事例条件およびサービス状況, 第37回日本看護科学学会学術集会.

島内節, 安藤純子他 (2012)：在宅終末期ケアパスの評価によるケアの充実及びシステムの改善に関する研究, 広島在宅ケア研究会　平成24年研究報告書, 37の一部を修正.

Shaughnessy, P. W., Hittle, D. F., Crisler, K. S., et al. (2002)：Improving patient outcomes of home health care : findings from two demonstration trials of outcome-based quality improvement, Journal of The American Geriatrics Society, 50(8) : 1354-1364.

島内節, 薬袋淳子 (2008)：在宅エンド・オブ・ライフケア (終末期), ケアの質を保証するプログラム, 16, イニシア.

島内節, 山本純子, 安藤純子 (2013)：在宅終末期における家族と訪問看護師による緩和ケアのアウトカム評価の比較—在宅ケア開始期と臨床期—, 第20回日本家族看護学会学術集会.

第5章
ケアマネジメントや地域包括ケアにおけるアウトカム評価

本章で学ぶこと

本章では，在宅ケアにおける安定したケアの生活のために多職種によるケアの継続性や統合を図るために，地域包括ケアについてのアセスメントやケアおよびアウトカム評価の考え方の枠組みを解説し，その実践と分析方法を含めて述べる。

1 在宅ケアにおけるケアマネジメントとアウトカム評価

ケアマネジメントとは

① ケアマネジメントのはじまり

ケアマネジメントは，1960年代後半から1970年代初頭に，米国で精神障害者の脱施設化政策を遂行するため，ケースへのサービスの調整方法として誕生した。この手法は，ケースマネジメントと呼ばれ，援助の対象は高齢者を中心に社会的不利を伴う生活支援を必要とした人々へと拡大し，カナダやイギリスといった先進諸国へも波及した。

② ケースマネジメントとケアマネジメント

イギリスでは，「国民保健サービス及びコミュニティケア法（1990年）」にケースマネジメントの機能が導入され，ケース（人）よりもケア（サービス）の管理に主眼を置いた「ケアマネジメント」という用語で定着した。日本はイギリスのこの理念を尊重し，「介護保険制度（2000年）」に位置づけた介護支援を「ケアマネジメント」と呼称している。ケアマネジメントとケースマネジメントは同義語とみなされており，共通の理念とスキルを必要とする援助技法である。

③ ケアマネジメントの定義

ケアマネジメントは，マネジメントの3つの構成要素（図5-1）を用いると，「利用者が住み慣れた地域での暮らしを続けていくため，生活上の課題の解決に必要な社会資源をケアマネジャーが調整して結びつけることである」と定義

図5-1 ケアマネジメントの構成要素

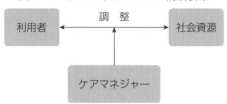

出所：筆者作成.

できる。社会資源には，課題の克服に必要な人的・物的・経済的資源はもちろんであるが，制度上のフォーマルなサービスのみでなく，民間組織や隣人によって提供されるインフォーマルな資源も含まれている。

◻ 在宅ケアマネジメントのアウトカム評価の目的
　① わが国の在宅ケアマネジメント

介護保険法の条文には，介護支援専門員（第7条）と居宅介護支援（第8条）が明記されており，ケアマネジャーとケアマネジメントに該当する制度上の用語が条文に記載されている。障害者の日常生活及び社会生活を総合的に支援するための法律（2013年）のもとでは，ケアマネジメントの法律上の用語はないが，実際には子どもから大人までを対象にした，ケアマネジメントの機能が運用されている。

そのため，本節での在宅ケアマネジメントは，介護保険制度に限定せず，学術用語としてのケアマネジメント（ケースマネジメント）におけるアウトカム評価について述べる。

　② 在宅ケアマネジメントのねらい

在宅ケアマネジメントは，健康や障害によって介助を必要とする社会的に不利な人々が，社会資源であるサービスを利用して自己実現を果たし，地域での暮らしを維持していく生活を目指している。しかし，在宅ケアマネジメントのねらいは，個人のニーズが改善し，地域での暮らしが継続できることだけではない。個人の生活課題から導き出された必要なサービスが，より使いやすいように改変されたり，近隣住民による相互扶助や共助の意識が醸成されてたりすることで，制度上にはない新たなサービスが開拓されることや，地域全体が活性化され，組織化されていく地域づくりをめざしている。

そのため，本書での在宅ケアマネジメントのアウトカムには，利用者個々の評価にとどまらず，社会資源の活性化までを視野に入れたアウトカムの視点をとらえている。

◻ 在宅ケアマネジメントの質のアウトカム評価指標

サービスの質の評価枠組みである「構造」「経過」「結果」の3側面からケア

第5章　ケアマネジメントや地域包括ケアにおけるアウトカム評価

表5-1　ケアマネジメントの質の評価枠組みと評価指標

構　造 （ストラクチャー）	経　過 （プロセス）	結　果 （アウトカム）
関係法令	ケースの発見	援助目標の達成
人的資源	スクリーニング	生活課題の変化
物的資源	インテーク	生活満足感
組織体制	アセスメント	サービス満足度
地域環境	ケアプラン会議	在宅継続期間
稼働時間	ケアプラン作成	社会資源の開発
諸経費	ケアプラン実施	チーム形成力
ネットワーク	モニタリング	地域ケアシステムの構築
	評価（狭義）	

出所：筆者作成.

マネジメントをとらえると，それぞれの評価指標は**表5-1**のように示される。

①　**構造**（ストラクチャー）

　構造には，ケアマネジメントを提供する制度をはじめ，ケアマネジャーやサービス提供者を含む人的資源，サービスを提供するための車や物品・用具などの物的資源，時間，コストや経費などの経済的な項目が含まれる。さらに，連携を取り合うための情報通信網，関係性などが関与したネットワークなども該当する。

②　**経過**（プロセス）

　経過は，ケアマネジメントの実践であり，ケアマネジメントの展開そのものが評価指標となる。ここでの「評価」とは，ケアマネジメントの実践における狭義の評価を指している。すなわち，アセスメントで行う情報収集の方法や情報の量，ケアプラン会議の開催方法や参加者，モニタリングの時期や方法など，受け持ちである利用者に対して行ったケアマネジメント実践の評価である。

③　**結果**（アウトカム）

　結果は，構造と経過によってもたらされたケアマネジメントの成果といえる。アウトカムの評価指標は，利用者による評価が中心となるが，ケアマネジメントの広義の目的は，地域の社会資源全体への効果も評価の対象となる。個別事例や複数の事例から地域に不足するサービスが新たに開発されたり，多職種のチームが形成されたりすることも，ケアマネジメントの成果である。チームの形成は，サービス提供者が所属する機関の連携力を促進し，専門職の組織間ネットワークが強化されることで，地域全体のケアシステムが構築されていくことにつながっていく。

☐ 利用者のアウトカムにおける評価指標

　ケアマネジメントを利用者側から評価する指標には，**表5-2**に示したよう

表 5 - 2 　利用者側の評価指標

評価指標	
身体的評価	援助目標達成率／ニーズ解決・改善率／自立度（ADL や IADL）
心理的評価	生活満足感／サービス満足度
社会的評価	介護負担感／費用負担／在宅継続期間

出所：筆者作成.

に健康面での身体的評価と，サービスを利用したことによる心理的評価，および生活の側面をとらえた社会的評価がある。

① 　身体的評価

サービスが提供されることにより援助目標が達成されれば，生活課題であるニーズや自立度の好転が期待できる。これらは，いずれもケアマネジャーやサービス提供者が再アセスメントをすることで測定可能な指標である。

② 　心理的評価

治癒が望めない慢性疾患や障害が固定した利用者には，ADL や自立度変化は評価の指標として適さない場合がある。生活課題は健康問題に限らず，社会との交流や自己実現が含まれていることから，生活への満足感や充実感，幸福感といった生活の質（QOL：Quality Of Life）の主観的評価が重視される。なかでもサービス満足度は，ケアマネジメントによる「構造」と「経過」を反映したサービスの提供全体を包含しており，ケアマネジメントを総合的に評価する尺度として活用できる。

③ 　社会的評価

在宅ケアマネジメントで特徴的なことは，介護者の存在である。生活課題には，家族の介護上のニーズも反映されているため，介護負担感は利用者への効果を測る重要な指標の一つといえる。介護に必要な経費が無理なく支払える範囲のサービスでなければ生活は維持できないため，ケアマネジャーは利用者の金銭面での事情も考慮しながらケアプランを組み立てる必要がある。

評価者別によるケアマネジメントの構成要素の評価

ケアマネジメントによるサービスの提供は，社会資源が効率よく調整され，個別のニーズにそったサービスがパッケージとしてまとまっていることである。サービスをまとめあげていくケアマネジメントの構成概念には，表 5 - 3 に示す項目が含まれている。

① 　利用者のサービス満足度の評価

表 5 - 4 に示す構成概念に沿って開発されたサービス満足度尺度を使った調査では，利用者の主観的満足度には，ケアマネジメントのプロセスであるケアプラン会議の開催，ケアプラン会議への参加，ケアプランの確認が影響していた。[1]要介護者や家族がケアチームの一員であることを認識できるよう，発言の

第5章　ケアマネジメントや地域包括ケアにおけるアウトカム評価

表5-3　ケアマネジメントの構成概念

下位項目	内　容
利用者中心（client focus）	利用者の立場と意思，利用者の権利が尊重されていること
近接性（accessibility）	利用者と専門職が物理的・心理的に身近であること
ケアの継続性（continuity of service）	ケアが一時的・断片的でないこと
サービスの調整（coordination of service）	異なる機関や職種のケアが同じ方向に動いていること
サービスの統合（integration of service）	異なる職種や機関同士が組織され統一されていること
効果効率性（effectiveness and efficiency）	良質なケアが効果的効率的になされていること

出所：筆者作成.

表5-4　利用者によるサービス満足度尺度

領　域	設　問	
サービス提供者の専門性	1	違う施設の職員同士でも連絡や協力体制がよかった
	2	違う施設の職員同士でも説明や方針が一致していた
	3	サービスを受けたことによって状況が安定もしくは好転した
	4	1週間を通しサービスのない日を含め生活は安定していた
	5	相談・依頼からサービスの利用まで待たされなかった
	6	困っている問題にすぐ対処してくれた
ケアマネジメント能力	7	利用できる制度やサービスについて説明してもらった
	8	権利や立場、意見を尊重してくれた
	9	希望や意見に沿ったサービスを利用できた
	10	身近で利用しやすいサービスであった
	11	サービスを利用することで介護や療養上の問題が軽減した
	12	態度は礼儀正しく思いやりがあり信頼できた
	13	サービスの種類や組み合わせ、内容に満足できた
	14	サービスの利用料は納得のできる範囲内だった
チームケア	15	職員が違っても介護の方法や手順は同じやり方だった
	16	困ったときの連絡先や窓口がはっきりしていた
	17	サービスの時間帯、頻度に満足できた
緊急時対応	18	状況や状態が変化してもすぐに調整し対応してくれた

注：配点：1.思わない 2.あまり思わない　3.どちらともいえない　4.そう思う　5.大変そう思う

　　場を設定し，意思表示を促したり，ケアプランに希望が反映されているかを直に目で確認したりすることは，サービス満足度を高めることが実証されている。

　②　サービス提供側の評価

　　ケアプラン会議では，ケアプラン作成の過程で，生活課題における援助目標が立てられる。サービス提供者はこの目標に照らして，自らの専門性の役割分担を認識し，利用者や他のサービス提供者と共有する援助目標への責任を負うことになる。

　　具体例をあげると，訪問看護の場合には，ケアマネジャーが提案したチームケアにおける生活課題の援助目標と，訪問看護師が立案する看護目標の2つの目標が存在する。訪問看護というサービス提供者が行う評価で優先されること

表5-5　ケアマネジメント業務自己評価尺度

	設　問
制度理解	1　介護保険制度の内容を理解する 2　介護保険制度に関する最新の情報を収集する 3　アセスメント項目の内容を理解する
ニーズ尊重	4　一連のアセスメント過程を利用者と共に実施する 5　支援に活用できるその人らしさを把握する 6　利用者のニーズと家族のニーズをすり合せる
利用者主体	7　利用者・家族を受けとめる 8　利用者・家族に審判的でないように努める 9　権利擁護の意義を理解する
情報活用	10　サービス担当者間で得られた情報を効果的に活用する 11　必要な情報を蓄積する 12　その利用者に合ったサービスを見つける
環境開拓	13　現在の制度に対して何らかのアクションをする 14　必要に応じて制度以外の資源を見つける 15　地域に新たにネットワークを形成する

注：配点：0.いつも困難を感じている　1.しばしば困難を感じる　2.時々困難を感じる　3.ほとんど困難
を感じない

は，看護目標の評価によって，チームケアに果たした看護上の責任を明確にすることである。

③　ケアマネジャー側の評価

ケアマネジャーの評価には，ケアマネジメントの実践力やケアマネジメント機関の職務環境の評価（受け持ち数，業務内容［専任／兼務］，業務体制［常勤／非常勤］，研修体制）が該当する。ケアマネジャーは，担当事例の経験を積み重ねながら資質や能力を伸ばしていくことで，ケアマネジメントの実践能力を高めていく。

西村ら[2]は，ケアマネジメントの業務遂行のために必要とする技能修得度の測定尺度を開発している。業務の実践能力は表5-5に示すように，「制度理解」「ニーズ尊重」「利用者主体」「情報活用」「環境開拓」の5構造があるとしている。経験年数が2年以上5年未満と5年以上で総得点と5項目を比較した場合，いずれも5年以上の介護支援専門員は有意に平均得点が高かったことを実証している。

☐ ケアマネジメント評価の事例

①　事例の概要

・療養者：Aさん，75歳，男性
・現病歴：脳梗塞，糖尿病，左半身麻痺，四点杖歩行。障害老人日常生活自立度B2，要介護3

家族：妻77歳と二人暮らしで一人息子の長男は県外在住

② 療養経過

　Aさんは，農作業中に脳梗塞で倒れ，急性期病院に1か月半入院し，回復期病院に転院して4か月後に自宅へ退院した。左半身麻痺の障害が残り，先祖伝来の土地を耕せなくなったショックから立ち直れず，不自由な体を隣人には見られたくないという理由から，介護保険のサービスはベッドと車いすの福祉用具貸与のみを希望した。10年来放置した糖尿病が進行しており，退院後はインシュリンの自己注射が必要となり，妻は医療処置に自信がないことから，息子の説得で，訪問看護の利用を週2回しぶしぶ承諾した。退院前には病院でのケアプラン会議（サービス担当者会議）を勧められたが拒否し，退院翌日から訪問看護が開始となった。

③ 生活課題の援助目標と訪問看護の看護目標

　ケアマネジャーは，援助目標を「健康状態が安定し運動機能の低下を予防して，奥様との在宅生活が継続できる」とした。

　訪問看護の看護目標は，「脳梗塞の再発と糖尿病の進行を予防して，合併症を起こさない」「安定した歩行で室内と室外歩行ができ，運動機能が退院時よりも向上する」とした。

④ ケアマネジメントのアウトカム評価

　ケアマネジャーは，3か月後のモニタリングを活用して，ケアマネジメントの評価を行った。利用者サービス満足度の用紙を渡してAさん夫婦に記入していただき，生活満足感である「今の生活をどのように感じていますか」という問いを加え，「大変充実，充実，あまり充実していない，充実していない」から1つを選択していただいた。かかりつけ医と訪問看護および福祉用具事業者からの意見を加えて再アセスメントを行い，生活課題の改善率と新たな生活課題がないかをチェックした。

　訪問看護師は，検査や訪問記録のデータの経過から医療的再アセスメントを行い，看護目標の達成状況と看護計画の実施と見直しを行い，利用者とケアチームに報告した。

⑤ アウトカム評価の結果

　退院からの3か月間，ケアマネジャーと訪問看護師は，自宅での歩行のつまずきや転倒もなく安全に過ごせているAさんと妻の介護の努力を伝えるようにし，糖尿病の自己管理が夫婦でよくできていることを称賛してきた。抑うつ的な心理面を明確な目標にはあげられなかったが，同じような病気や障害があっても新しい自分に挑戦しようとしている事例などを適宜話して，閉じこもりや意欲への援助を行っていた。モニタリングの報告を兼ね，自宅で開催したケアプラン会議で，ケアマネジャーがADLの測定値が若干低下していることを伝えた。その後，しばらくして，Aさんから，もっとリハビリテーションを受け

たい，仲間を作って外へ出てみたい，という変化が聞かれるようになった。

　訪問看護による医療的再アセスメントの評価では，ADL の顕著な好転はなく，むしろ排泄時の立ち上がり動作が遅くなるなど，後退していく兆しも認められた。しかし，サービス満足度は担当事業所の利用者平均よりも若干高くなっていた。生活満足感は退院時から「あまり充実していない」で変化がなかったが，援助目標は達成していた。

　病気や事故で障害を負った利用者が在宅生活に戻る場合，生活の再建を目指す気持ちになるまでには，時間を要することがある。利用してほしいサービスを勧めても受け入れられず，無理強いすることで，ケアマネジャーやサービス提供者との関係を拒むこともある。障害の受容で悲観的な思いが強い要介護者には，最小限の必要な援助から始め，評価を伝えながら徐々に時間をかけて向き合うことが信頼関係の構築にもつながる。Aさんの事例は，ケアマネジャーや訪問看護師との関係ができた頃にモニタリングを利用して評価を行い，客観的なデータで説得することで，デイケアやデイサービス，障害者の集いなど，新しいサービスを提案し，受け入れてもらうことができた事例である。

◯ 地域包括ケアに果たすケアマネジメントの評価

　今日，経済格差や地域格差の拡大が懸念されている。この時代を乗り切る切り札としての地域包括ケアシステムは，子どもから高齢者までの生活支援を身近な地域で実現していこうとする相互扶助のシステムであり，実践者の一職種であるケアマネジャーには，利用者のニーズの草の根的な掘り起しが期待されている。

　ケアマネジャーは，健康上の課題と生活上の課題が合わさった利用者の複合的なニーズを理解し，ケアマネジメントの評価を行いながら客観的な視点で地域社会を観ていく知識が求められている。ケアマネジメントの評価を社会で活用できる形で提言する地域ケア会議での発言や，ケアマネジャーの職能団体等が共同で行う評価，大学と共同で行うエビデンスを強化した評価などは，今後の地域づくりの貴重な資料となるであろう。

地域包括ケアにおけるアウトカム評価

□ 地域包括ケアの創設と定義

　団塊の世代がすべて75歳以上となる2025年には，世界のどの先進国も未だかつて体験したことがない超高齢社会が到来する。少子化や労働力人口の減少によって経済活動は低迷し，介護や看取りを支える人的資源が不足していく。病床数を上回る多死時代となることに加えて，医療従事者の不足による急性期医療の確保や，在宅での看取り対応などが必要となる。医療や福祉の充実は言うまでもないが，健康づくりによる予防活動が，一層重要となってくる。

　わが国では，社会保障の見直しが迫られるなか，2008（平成20）年の社会保障国民会議の中間報告には，「地域包括ケア」の用語が用いられた。同年に発足した地域包括ケア研究会報告書（平成21年5月）[3]では，地域包括ケアのより具体的な構想が示された。

　　　　地域包括ケアシステムは，「ニーズに応じた住宅が提供されることを基本とした上で，生活上の安全・安心・健康を確保するために，医療や介護のみならず，福祉サービスを含めた様々な生活支援サービスが日常生活の場（日常生活圏域）で適切に提供できるような地域での体制」（以下，略）

　その後，2014年に制定された「地域における医療及び介護の総合的な確保を推進するための関係法律の整備等に関する法律（医療介護総合確保推進法）」において，地域包括ケアシステムは以下のように法文に定義された。

　（定義）
　第二条　この法律において「地域包括ケアシステム」とは，地域の実情に応じて，高齢者が，可能な限り，住み慣れた地域でその有する能力に応じ自立した日常生活を営むことができるよう，医療，介護，介護予防（要介護状態若しくは要支援状態となることの予防又は要介護状態若しくは要支援状態の軽減若しくは悪化の防止をいう。），住まい及び自立した日常生活の支援が包括的に確保される体制をいう。

□ 地域包括ケアが目指す理念
　①　子どもから高齢者までの支援ネットワークの構築

　地域包括ケアシステムは，子どもから高齢者までの生活を，24時間365日の複合的サービスの組み合わせによってつなぐ支援体制の概念が基盤となっている。

　地域包括ケア圏域については，「おおむね30分以内に駆けつけられる圏域」

を理想的としており，具体的には中学校区をサービス供給単位としている。しかし，海と山脈に挟まれた島国の日本は，47都道府県の多様な地形の地域での営みがある。そのため，人口密度が小さい集落や地区などでは，30分で対応できる圏域が小学校区となる場合もある。

② 「地域完結型」医療への転換と整備

社会保障制度改革国民会議報告書（2013年8月）は，日本の医療が「病院完結型」から，地域全体で治し，支える「地域完結型」への転換を図り，医療・介護のあり方を地域ごとに考えていく医療体制の必要性を示した。医療介護総合確保推進法により医療法の改正が行われ，病院の医療機能は高度急性期，急性期，回復期，慢性期の4つに分化した。急性期から看取りまで，これまで病院で行われていた「病院完結型」の医療から，患者は状態や病状や状態に見合った医療・介護施設への移動や在宅への転帰が求められている。

③ 世代間連帯に基づく地域づくり

地域包括ケアがめざす支え合いには，高齢者や障害児者の療養や介護のみでなく，子育て支援や，健康の格差が広がる低所得や貧困層への生活支援もその範疇に含まれている。安心して子どもを産み育て，労働力として社会に貢献し，老後を楽しめるよう年を重ねていくには，国民のすべての世代が参画した世代間の連帯に基づく，地域の暮らしの継続性が求められている。

そのためには，生活の基盤となる住み慣れた地域こそ，支え合う力を備えていることが必要となる。公的制度による「公助」や社会保険による「公助」以外に，国民一人ひとりの「自助」や，住民組織やボランティアなど，地域の人々のインフォーマルな助け合いである「互助」が問われる時代に突入している（表5-6）。

地域包括ケアシステムの構成要素

地域包括ケアには，地域住民が何らかの状況で自立した生活が営めなくなっても，これまでどおりの生活を維持できるケアをつなぐシステムが仕組まれていなければならない。地域包括ケアには5つの分野の構成要素があり，これらの整備と体系化により，地域包括ケアシステムの構築をめざしている（図5-2）。

① 住まい

加齢や病気・障害によって一人暮らしや生計の自立ができなくなれば，誰かの援助を受けながら生活することになる。サービス資源が少ない地域では，長年住んだ生活圏域を離れて，家族がいる遠方へ転居することもある。同じ市内のドーナツ化した市街地の空き店舗があれば，虚弱高齢者が住む新しいコミュニティの住まいづくりが実現できる可能性もある。集合住宅においては，介護や医療の専門家が同じ屋根の建物内に居るサービス付き高齢者住宅など，医療

第5章　ケアマネジメントや地域包括ケアにおけるアウトカム評価

表5-6　地域における社会資源の機能と役割分担

機　能	役割分担	具体例
自　助	自分の力だけで事を成し遂げることであり，自らの選択に基づいて自らが働き自分らの健康や生活を維持すること	・セルフケアの取り組み ・自主的な健康づくりや生活習慣の確立 ・健診（検診）
互　助	家族，親族等，地域の人々，友人たち等との間でお互いの助け合いにより行われるインフォーマルな相互扶助	・認知症や子どもの見守り活動等の地域住民によるインフォーマルな助け合い ・地域組織（子ども会，老人会，自治会等）の結びつきをきっかけに支援しあう活動
共　助	生活上のリスクに対して社会連帯の精神に基づき共同してリスクに備える制度化された相互扶助の仕組み	・社会保険制度 （介護保険、医療保険、年金保険、雇用保険等）
公　助	共助では対応できない困窮などの状況に対し，受給要件を定めて保障するフォーマルな生活保障	・社会福祉（各種福祉法に基づく措置等） ・公的扶助（生活保護法等）

出所：地域包括ケア研究会報告書（平成25年3月）を参考に筆者が加筆.

図5-2　地域包括ケアシステムを構成する要素

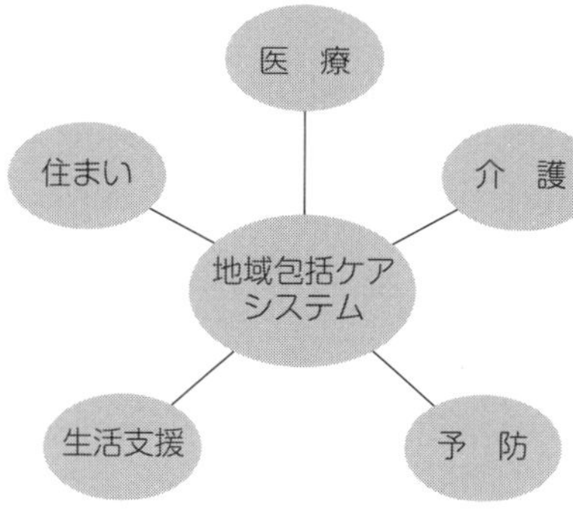

や介護の機能を持った住まい方へのニーズが高まっている。

　②　生活支援

　生活支援は，日常生活の営みが不自由なく続けられるために行われる支援である。食品や日用品の買い出し，住居の修繕や庭先の手入れ，溝掃除，保育園の送迎や病児や学童の保育施設など，民間サービスやボランティアを含め，社会資源の連携や協働により，一体的に提供される支援が必要である。

　③　予　防

　介護を利用する期間をできる限り短縮し，健康寿命を延伸させる健康づくりは，個人のQOL向上に寄与するだけでなく，介護や医療のコスト削減にも通じている。行政保健師は，健康教育や健康相談による知識の普及をめざした学習活動から住民の生活改善を図り，健康づくりを強化する活動を行っている。社会福祉協議会や民間団体などが企画したサロン活動や，地域包括支援センターでの要支援者への活動は，要介護状態への予防を目的としている。

125

④　医　療

　日本では，医療保険に加入していれば，いつでもどこでも医療を受けることができる。しかし，複数の医療機関を掛け持ちで受診したり，病気が重症化したり，入院が長期化すれば，医療費が高騰していくことで，保険料も上がっていく。そのため，かかりつけ医や介護支援専門員および病院での地域連携窓口をゲートキーパーとして，医療機能や病床機能分類にそった医療が提供され，「地域完結型」医療への転換が確立されていく必要がある。

⑤　介　護

　介護保険により介護の社会化が促進され，民間企業やNPOが参入して，今日では多様なサービスの種類が誕生した。支援費制度でスタートした障害児者への支援も，幾度かの制度改正を経て自立支援サービスは拡大しつつある。今後も生活圏域を基盤に，現状の利用実態やニーズの分析によって，地域に必要とされる新しい社会資源を発掘し，フォーマルとインフォーマルのサービスや，自助や互助による支え合いの支援を充実させていくことが，在宅生活の安定と継続の維持につながっていく。

□　地域包括ケアシステムのアウトカム

　健康面での「医療」や「介護」を抱えて暮らしていくうえで，前提となるのは，まず「住まい」である。住み慣れた場で暮らし続けるためには，地域からの包括的で継続的な「生活支援」が求められている。地域が支え合いや絆を強めていく源は健康な人々であり，子どもから高齢者までの健康づくりと，病気への「予防」が，地域包括ケアの提供には不可欠である。これらの5つの分野の課題に対して，地域包括ケアシステムには，次のような評価が求められている。

①　地域包括ケアの評価者

　地域包括ケアのアウトカムを論じるとき，評価者は誰かということになる。いうまでもなくこのシステムの主体は，生活者としての地域住民であり，地域住民の生活の質（Quality of Life，以下QOL）の実現が究極の到達目標といえる。

　さらに，地域包括ケアシステムを担う専門家やサービスの提供者は，所属する機関や施設の責任を自覚し，地域包括ケアが理念や定義に沿って実現されているかを点検し，改善していくための評価を行うことになる。すなわち病院看護師，訪問看護師，介護支援専門員といった職種であれば，本書で述べられているアウトカム測定の蓄積が，地域包括ケアの評価となる。

②　アウトカム評価の時期

　マクロな視点で行う地域包括ケアの評価は，医療法に基づく医療計画や介護保険法など，政策上の評価が行われる。医療計画は5年計画で策定されていたが，3年ごとに実施される介護保険計画との整合性をふまえて，医療と介護を

第5章　ケアマネジメントや地域包括ケアにおけるアウトカム評価

連携させて地域包括ケアシステムを実現させるため，第7次医療計画（2018年度から2023年度）からは，6年間の計画期間に改められている。中間年（3年）での見直しの時期へ実態が反映されるよう，経年的・継続的に評価を行い，地域包括ケアへの条件を整えていく政策提言が必要である。

③　地域包括ケアの評価指標

地域包括ケアの主要な5つの構成要素にそって，地域住民とサービス提供者である専門職を評価者としてまとめると，地域包括ケアのアウトカム指標は**表5-7**のようになる。地域包括ケアでは，利用者のニーズに対応した多様なサービスが提供されることになる。ニーズは，生活から医療，介護までが含まれ，サービスは複数の事業者が担当する場合もある。支援の目的は，利用者からみた一体的で包括的なケアであり，この評価については，在宅ケアマネジメントのアウトカム評価も参考にしていただきたい。

☐ 地域包括ケアの評価の事例[4]

①　高齢者を対象としたサロン事業の評価

島しょ地域では，人口流出による過疎化と高齢化の進行により，近所付き合いが減り，住民同士の関係性が希薄になりつつある。本土からフェリーで2時間のB町では，地域の組織力を高め，住民の孤立感の解消や，閉じこもりによる介護予防を図る目的で，社会福祉協議会が「サロン」を行っている。サロンは月に1回程度を公民館や集会所で開催し，参加者のアイデアで内容を決めている。主に会食，茶話会，体操，料理教室，講話等である。

しかし，地区ごとに温度差があり，今後は住民による自主的な活動を定着させ，いかに継続していくかが課題である。そのため，現在の住民主体のサロンの実態を把握し，一層の協力を住民へ呼び掛けていくこととした。

②　具体的な評価方法と評価結果

複数の地区で行っているサロン事業のうち，サロン活動が活発な2地区を選び，65歳以上で，日常の身体機能はサロン活動への参加が可能なことを条件とする住民128名を対象とした。評価は社会福祉協議会と大学が行った。

調査内容は**資料5-1**に示した。調査票は117人から得られ，サロンの参加は51人（43.6％），非参加は66人（56.4％）であった。参加者は女性が多かった。サロンへの参加の有無による比較を，属性や健康状態およびQOLの指標別に**表5-8**に示した。参加者の特徴として，性別では女性が男性よりも多かった（$P < .05$）。仕事や家族構成および受診や介護認定ではサロンの参加に差がなかった。しかし，外出頻度ではサロンへの参加群の方が非参加群よりも外出頻度が有意に高かった。QOL指標の比較では，3つのいずれの指標においても非参加群はQOLが低い人が多かった。サロン活動への参加後の変化を**図5-3**に示した。「体調がよくなった」が64.1％，「近所と会話が増えた」82.5％，

表5-7　地域包括ケアを実現する地域包括ケアシステムの評価指標の例

構成要素	評価指標（アウトカム）	
	地域住民（利用者）	専門職（サービス提供者）
住まい	・自治会加入率 ・自治会組織 ・生活満足感	・地域包括ケアの認識率 ・地域目標の共有 ・地域課題の解決
生活支援	・主観的健康観 ・ソーシャルサポート	・就労の場 ・ボランティア養成 ・生活保護率
予　防	・生活習慣の改善 ・健康寿命 ・健診（検診）受診率 ・要介護認定率	・社会参加の機会 ・健康の自主グループ育成 ・介護予防事業参加率 ・要介護認定率
医　療	・平均在院日数 ・在宅復帰率 ・再入院率 ・終末期の意思決定力	・需要と供給数（訪問看護含む） ・医療従事者の確保数 ・チーム医療の連携力 ・在宅看取り率
介　護	・介護負担感 ・在宅継続期間 ・在宅死亡率 ・利用満足度	・サービスの需要と供給数 ・多職種間連携力 ・地域ケア会議

出所：筆者作成.

「気持ちが明るくなった」84.6％であった。

③　サロン活動への参加が高齢者の健康へもたらす意義

　高齢者に対する保健や福祉事業の評価は，延命や病気でないことだけではなく，対象者自身の価値観に基づく主観的健康感や生活満足感といった，生活の質が重視される。そこで，この事例の評価では，高齢者の健康づくりの側面からQOL指標を用いたサロンの効果を明らかにしている。

　本調査では，QOL指標を用いたサロン活動の実態把握を行った。サロンに参加している高齢者は，どのQOL指標においても低群よりも高群の高齢者が多く，非参加にはQOL低群の高齢者が多かった。しかし，サロンには受診や要介護認定を受けている高齢者も参加しており，離島における過疎地域では，サロンが虚弱高齢者介護保険の両方に適用する，なくてはならないサービス資源として機能している一面がうかがえた。

第 5 章　ケアマネジメントや地域包括ケアにおけるアウトカム評価

資料 5 - 1　調査票の内容

質問項目
【基本属性】
問 1　あなたの年齢を記入してください 　　　[　　　]歳
問 2　あなたの性別を選んでください 　　　①男性　　②女性
問 3　仕事の有無に○をつけてください 　　　①あり　　②なし
問 4　現在の同居家族を選んでください 　　　①一人暮らし　②夫婦のみ　③二世代　④三世代
【健康状態】
問 6　現在医療機関に受診していますか 　　　①している　　　　　②していない
問 7　介護認定を受けていますか 　　　①はい　　　　　　②いいえ
問 5　隣近所への出入りも含め外出することがどのくらいありますか 　　　①ほぼ毎日　　②週に 3 〜 4 回　　③月に 3 〜 4 回　　④月に 1 〜 2 回
【QOL 指標】
問 8　ふだんのあなたの健康についてどうお感じですか 　　　①とても健康　　②まあまあ健康　③あまり健康でない　④健康でない
問 9　全体として今の生活は幸せであると思いますか 　　　①非常にそう思う　②まあそう思う　③あまり思わない　④全く思わない
問10　生きがいを持っていると思いますか 　　　①非常にそう思う　②まあそう思う　③あまり思わない　④全く思わない
【サロン活動】
問11　サロン活動に参加していますか 　　　①毎回参加　②2 〜 3 か月に 1 回程度　③半年に 1 回程度　④1 年に 1 回程度
問12　サロンに参加するようになって体調がよくなったと思いますか 　　　①非常にそう思う　②まあそう思う　③あまり思わない　④全く思わない
問13　サロンに参加するようになって近所の人と会話が増えたと思いますか 　　　①非常にそう思う　②まあそう思う　③あまり思わない　④全く思わない
問14　サロンに参加するようになって気持ちが明るくなったと思いますか 　　　①非常にそう思う　②まあそう思う　③あまり思わない　④全く思わない

出所：筆者作成.

表5-8 サロン活動への参加比較

人(%)

項目			総数		サロン 非参加	サロン 参加	χ²検定
属性	性別		117	男性	31 (68.9)	14 (31.1)	P<.05
				女性	35 (48.6)	37 (51.4)	
	仕事		116	あり	21 (63.6)	12 (36.4)	n.s
				なし	44 (53.0)	39 (47.0)	
	家族構成		110	単独	10 (43.5)	13 (56.5)	n.s
				夫婦	26 (63.4)	15 (36.6)	
				二世代	22 (55.0)	18 (45.0)	
				三世代	4 (66.7)	2 (33.3)	
健康状態	受診		117	していない	16 (57.1)	12 (42.9)	n.s
				している	50 (56.2)	39 (43.8)	
	介護認定		113	受けていない	54 (53.5)	47 (46.5)	n.s
				受けている	8 (66.7)	4 (33.3)	
	外出頻度		114	週3-4回未満	17 (85.0)	3 (15.0)	P<.01
				週3-4回以上	46 (48.9)	48 (51.1)	
QOL指標	主観的健康感		115	低群	24 (66.7)	12 (33.3)	n.s
				高群	40 (50.6)	39 (49.4)	
	幸福感		116	低群	13 (72.2)	5 (27.8)	n.s
				高群	53 (54.1)	45 (45.9)	
	生きがい感		114	低群	21 (65.6)	11 (34.4)	n.s
				高群	44 (53.7)	38 (46.3)	

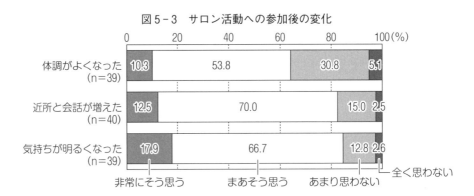

図5-3 サロン活動への参加後の変化

地域包括ケアにおける継続看護マネジメントとアウトカム評価

◻ 地域包括ケアにおける継続看護マネジメントのアウトカム評価の目的

　団塊の世代が後期高齢者となる2025年に向けて，住み慣れた地域で最期まで生活が継続できるよう住まい・医療・介護・予防・生活支援が一体的に提供される地域包括ケアシステム構築に向けた取り組みが各地で行われている。

　われわれ研究グループでは，この地域包括ケアにおいて強化すべき看護機能として「生活と医療を統合する継続看護マネジメント」の概念モデルと教育プログラムの開発を進めてきた。そもそもこの研究は「患者が地域で自立した生活ができる」ことを目的に退院調整看護師や訪問看護師が臨床において実践している生活と医療を統合する看護（働きかけ）を明らかにしたことから始まる（図5-4）。

　そして，この看護実践はチームアプローチによって支援を組織化しケア提供体制をつくることを志向し，看護が継続するために実践されるダイナミックで創造的なものであり，継続看護マネジメントであると結論づけたのである。ただし，議論の過程において，従来から使用されている継続看護およびケアマネジメント等の用語は外から輸入された概念であり日本の文化的特性を踏まえたものではないため，概念分析によって概念の再検討を図った。

　結果，継続看護マネジメントとは「患者と家族の『生きる』を実現するために，生活と医療を統合する論理的思考展開そのものであり，自立支援をめざす看護師の活動である。同時に地域全体で必要な医療や看護を提供できる継続する体制（環境）を作りだすことである」ことが導き出され，図5-5で示す概念モデルによって表現することができた。また，継続看護マネジメントのアウトカムは「患者・家族の新たな生活の再生」と「系統的チームアプローチの実践」の大きな二つの方向性が抽出された。これらのアウトカムは患者・家族の自立した生活を継続するという継続看護マネジメントの目的に向かって達成するべき目標・指標ともいえる。そしてこのアウトカムを評価することによって，提供している継続看護マネジメントの進捗状況や方向性をモニタリングし，目標の到達状況を判断するためのデータ取集と分析によって継続看護マネジメント実践の評価に活用することができる。また，継続看護マネジメントを行う医療機関，訪問看護ステーションのケアの質改善のための参考資料となる可能性がある。

図5-4 生活と医療を統合する継続看護実践の総体

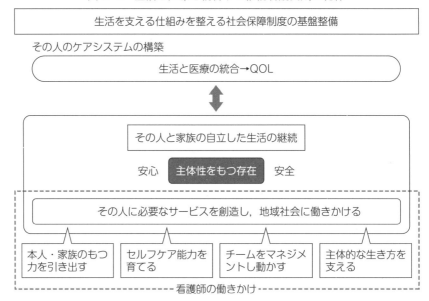

出所:長江弘子編(2014):生活と医療を統合する継続看護マネジメント,医歯薬出版.

図5-5 継続看護マネジメントの概念モデルと構成要素

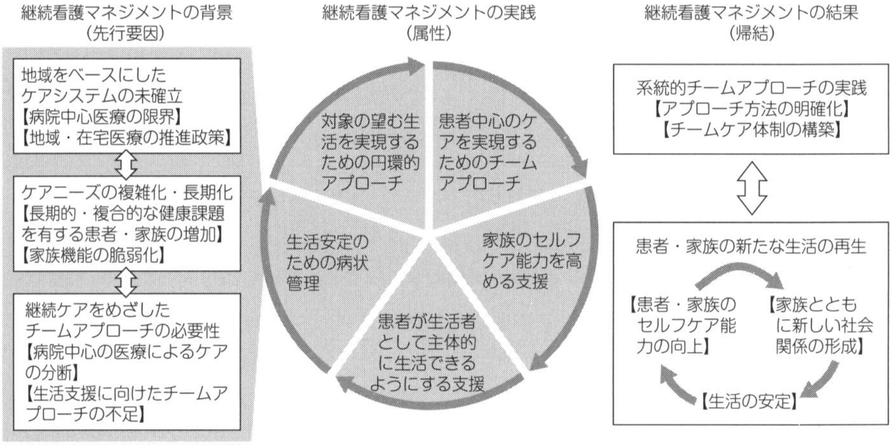

出所:図5-4と同じ.

◻ アウトカム評価指標の内容

継続看護マネジメントのアウトカムは「患者・家族の新たな生活の再生」と「系統的チームアプローチの実践」が導き出された(表5-9参照)。

◻ アウトカム指標の使用方法

前述したアウトカム指標は指標そのものを評価項目にすることは難しい。そこで,それぞれの項目について既存の尺度を用いて評価する必要がある。

なお,継続看護マネジメントのアウトカム評価はそれらの尺度を用いて定期的にもしくは必然的に複数回行うことになる。継続看護マネジメントの対象者

第5章　ケアマネジメントや地域包括ケアにおけるアウトカム評価

表5-9　継続看護マネジメントにおけるアウトカム

大項目	中項目	小項目
A. 患者・家族の新たな生活の再生	1. 生活の安定	1）病状が安定する 2）生活リズムを獲得する 3）ADL が維持・改善する
	2. 患者家族のセルフケア能力の向上	1）患者・家族の自立した生活行動が増える 2）患者・家族が自分のやり方を見いだせる
	3. 家族とともに新たな社会関係の形成	1）患者と家族が相互理解する 2）患者・家族が主体性と自立性を獲得する 3）地域との関係性が構築できる
B. 系統的チームアプローチの実践	1. アプローチ方法の明確化	1）個別性を踏まえた継続看護が行える 2）タイミングのよい介入ができる
	2. チームケア体制の構築	1）スタッフの役割認識が変化する 2）協働的な連携体制がとれる

出所：長江弘子編（2014）：生活と医療を統合する継続看護マネジメント，医歯薬出版をもとに筆者改変.

は慢性疾患や終末期の患者・家族等に行われることが多い。対象者の経過は長期間になることが多く，その中で病状や生活機能の変化が生じるため，その時期に行う必要がある。たとえば，心不全患者の中には入退院を繰り返す患者も少なくない。入院－退院－在宅など，治療や生活の場が変化する前後には評価を行う必要がある。

　このような慢性疾患や終末期などの患者・家族の継続看護マネジメントにおいては，患者・家族の生活の中で病状や生活機能の変化によって，特に何らかの判断や実践すべき局面，タイミング，場面を重要視しており，その時点を「焦点」と名付けている。対象の疾患はもとより健康レベルや生活の場は様々であるが，「患者・家族の生きる」を支援する継続看護マネジメントは，病状の変化，（療養）生活の場の変化，生活機能の変化や生活問題の出現，治療やサービスなどに関する意思決定など，様々な「焦点」がある。「焦点」は時間軸とも重なるものであり，アウトカム評価の時期とも考えられる。

　今後，研究チームでもアウトカム項目については引き続き評価指標として使用についての検討を行う予定である。[13]

A-1-1）病状が安定する

　まず，症状について評価するためには，対象の疾患の状態を測定できる臨床指標と評価時期を設定する。具体的な例として，たとえば糖尿病患者であれば，血糖，HbA1c，血圧，血清脂質，BMI をはじめとする糖尿病の臨床症状項目[14]を挙げ評価する。

A-1-2）生活リズムを獲得する

　生活リズムとは，活動と休息のバランスである。生活が変化すれば活動と休息は不安定になり，身体的・精神的負担が大きくなればリズムは崩れる。具体

133

的には要介護状態となった家族が病院から退院し自宅での生活が始まれば，本人だけでなく家族は状況に合わせて，生活様式を変化させる必要がある。具体的な生活状況を聞き取り，身体的精神的負担がないか判断する。また，睡眠状況についてはアテネ不眠尺度などの睡眠尺度を用いて睡眠状況を評価することによって，生活リズムの参考にすることもできる。

A-1-3）ADLが維持・改善する

　ADLの評価には様々な尺度が使用されており，特にFIM（Functional Independence Measure，機能的自立度評価法）[16]やバーサルインデックス（Barthel Index：BI）などが広く使用されている。

A-2患者家族のセルフケア能力の向上

　この指標は意思決定を含むセルフケア能力の向上を表しており，心疾患，高血圧，糖尿病などのセルフマネジメント尺度が開発されており[17][18][19]，対象の疾患に応じた尺度利用が可能である。

A-3家族とともに新たな社会関係の形成

　この指標では，小項目の1）患者と家族が相互理解する。2）患者・家族が主体性と自立性を獲得する。3）地域との関係性が構築できる。をアウトカムのベンチマークとしたい。家族を一つのシステムと考え，家族成員間の関係性と家族と地域との関係性についてアセスメントすることが重要である。

B-1アプローチ方法の明確化

　この指標では継続看護マネジメント実践を省察し，個別性とタイミングの適切性について，チームカンファレンスで評価することが必要である。

B-2チームケア体制の構築

　「系統的チームアプローチの実践」についてはケアの組織化を明確にしたものでありネットワーク形成やシステム構築につながるアウトカムとして，地域包括ケアを推進する上でも評価する必要がある。協働的な連携体制の評価には，連携関連尺度を利用することによって評価できる。在宅の場合は在宅医療介護従事者における連携行動評価尺度[20]を使用して評価することができる。

🔲 アウトカム指標を用いることによるケアまたは連携・ケアシステムへの効果

　継続看護マネジメントの概念分析の結果からは実践を構成する要素として①「対象の望む生活を実現するための円環的アプローチ」は思考プロセスとして，②「生活安定のための病状管理」③「患者が生活者として主体的に生活できるようにする支援」④「家族のセルフケア能力を高める支援」⑤「患者中心のケアを実現するためのチームアプローチ」の5つの要素が整理された。（図5-5）

　継続看護マネジメントはこの5つの要素を実施しながら最善のケアに向かって推進する志向を持つ活動である[21]。実際のケアではこの5つの要素を柱にケアを提供することを提案するが，具体的なケア内容は多職種協働によるチームア

プローチによって検討され提供していく必要がある。継続看護マネジメントにおいては「対象の望む生活を実現するための円環的アプローチ」の思考プロセスを継続看護の開始から終了までたどりながら個別化した最善のケアが提供できるよう他の4つの実践内容を進めていくことが効果的であると考えている。特に「患者中心のケアを実現するためのチームアプローチ」を行うことによって，チーム形成とケアシステムとしての組織化が促進されること[22]は，個から集団に拡大し地域包括ケアへの発展に寄与することも可能である。

　継続看護マネジメントは看護機能ではあるが看護職のみの看護実践ではなく，患者・家族をチームの一員としてアプローチしていく活動である。地域包括ケアが自助を基本にしながら互助・共助・公助の関係者の参加によって形成されること[23]につながる。継続看護マネジメントは対象者とケアの特徴から慢性期ケアに近いが，その中でも著名な慢性疾患ケアモデル（Chronic Care Model：CCM）においてもアウトカムの向上は患者と多職種チームの生産的相互関係によってもたらされる[24]としている。患者が自分らしく自立して生活が継続できるために「患者が生活者として主体的に生活できるようにする支援」を実践できるようケアの客体ではなく，患者が主体となって自らの力で自立した生活が継続できるケアを検討することが重要である。

◯注

(1) 中谷久恵，島内節（2000）：利用者満足度による在宅ケアマネジメントの評価に関する研究，日本在宅ケア学会誌，4(1)，39-46.

(2) 西村昌記，小原眞知子，大和三重，小西加保留，村社卓（2011）：ケアマネジメント業務自己評価尺度の開発，厚生の指標，58(6)，8-13.

(3) 地域包括ケア研究会平成20年度老人保健健康増進事業（2009）：地域包括ケア研究会報告書～今後の検討のための論点整理，厚生労働省老健局総務課，平成21年5月22日.

(4) 中谷久恵，安達恵子，松浦誠二他（2015）：離島で暮らす高齢者へのサロン活動の評価，保健の科学，57(4)，279-285.

(5) 地域包括ケアの定義は地域包括ケア研究会で提示された定義が広く使用されているが[25]，多様であり多義的にも使用されている[26]。各地で進められている地域包括ケアシステム構築の取り組みの実践からもイニシアチブの所在によって「保険医療系」「福祉系」2つの源流があり，その実態はネットワークであるとの指摘[27]は地域による相違の必然性を示している。また，現在，わが国では，医療や介護等の多様なサービスを統合したケアと，サスティナブルな社会を目指す新たな社会保障制度としてのシステムを包含する概念とする傾向がある。本節においては地域包括ケアの明確な定義は行わないがシステムを前提とした統合ケアとして捉え言及する。

(6) 長江弘子，谷垣靜子，乗越千枝，仁科祐子，岡田麻里，酒井昌子（2012）：生活と医療を統合する継続看護の思考枠組みの提案，インターナショナルナーシングレビュー，35(4)，89-94.

(7) Nagae, H. et al. (2013)：Identifying structure and aspects that 'continuing nursing care' used in discharge support from hospital to home care in Japan, International Journal of Nursing Practice, 19 (Suppl. 2), 50-58.

(8) 長江弘子編（2014）：生活と医療を統合する継続看護マネジメント，医歯薬出版.

(9) Rodgers, B. L., Knafl, K. A.（2000）：Concept development in nursing：foundations, techniques, and applications 2nd ed, Saunders, 77-102.

(10) 前掲(8).

(11) 同前.

(12) 同前.

(13) ワジナーは臨床家が分析にあたって考慮すべきアウトカムとして Lang N. M., Marek K. D.（1992）によるアウトカムの7領域：①生理的アウトカム，②心理社会的アウトカム，③機能状態，④知識，⑤症状抑制，⑥患者満足度，⑦費用と資源の利用度を提示している[28]。今回提示したアウトカム項目には矛盾はないが概念分析によって抽出されたものとなるため，研究的手法を用いながら引き続き検討を重ねていく予定である。

(14) 日本糖尿病学会（2006）：糖尿病診療ガイドライン，30，南江堂.

(15) Soldatos, C. R., Diokes, D. G., Paparrigopoulos, T. J.（2000）：Athens Insomnia Scale：validation of an instrument based on ICD-10 criteria, J Psychosom Res, 48, 558-560.

(16) 慶應義塾大学医学部リハビリテーション医学教室訳（1991）：FIM 医学的リハビリテーションのための統一データセット 利用の手引き（第3版），TSS.

(17) 吉江由香里，高間静子（2014）：心疾患患者の自己管理測定尺度作成の試み，富山大学看護学会誌，14(1)，91-99.

(18) 坪田恵子，上野栄一，高間静子（2005）：高血圧症患者の日常生活における自己管理度測定尺度の作成，日本看護研究学会雑誌，28(2)，73-80.

(19) 清水安子他（2011）：糖尿病セルフケア能力測定ツール（修正版）の信頼性・妥当性の検討，日本糖尿病教育・看護学会誌，15(2)，118-128.

(20) 阿部泰之，森田達也（2014）：医療介護福祉の地域連携尺度の開発，Palliative Care Research, 9(1)，114-120.

(21) 前掲(8).

(22) 同前.

(23) 地域包括ケア研究会（2010）：地域包括ケア研究会報告書，平成21年度老人保健健康増進事業.

(24) Wagner, E. H.（1998）：Chronic Disease Management：What will it take to improve care for chronic illness?, Effective Clinical Practice, 1, 2-4.

(25) 地域包括ケア研究会（2008）：地域包括ケア研究会報告書—今後の検討のための論点整理—，平成20年度老人保健健康増進事業.

(26) 筒井孝子（2014）：地域包括ケア構築のためのマネジメント戦略，中央法規出版.

(27) 二木立（2015）：地域包括ケアと地域医療連携，3-6，勁草書房.

(28) Wojner, A. W.（2001）／井部俊子監修（2003）：アウトカムマネジメント，47，日本看護協会出版会.

■第6章■
在宅ケアの費用対効果と経営改善

本章で学ぶこと
　本章ではアウトカム評価に加えてケアの質を保証するとともに，一方でより安価な費用でよりよいケアをしていくための方法として在宅ケアの費用対効果の枠組みをそれを実例にし，経営改善をめざすアクション（行動計画）とアウトカム評価方法を述べる。

 在宅ケアのアウトカムと費用対効果分析

□ 費用対効果分析とは，その目的
　経営体は社会貢献だけでなく利潤も追求する組織体である。そのために，常に，①効果（アウトカム）と，②コストの両面を評価して活動を行っている。たとえば，水，油，泥をふき取るペーパーAを開発したが，それにかかる費用は一枚当たり3,000円であった。水，油，泥の3成分をふき取るという成果は高いと考えるが，それにかかる費用が高い場合，費用対効果は決してよいとはいえない。果たして，顧客が買ってくれるか心配である。そこで，少し素地を安いものにして，油汚れを拭き取るペーパーBを開発した。それにかかる費用は一枚300円であるとする。その場合，費用だけをみると，Bがよいと思える。しかし，費用だけで比較するのではなく，費用対効果分析で考えるとどうであろうか？　ペーパーAの3成分をふき取るという成果を水（10点），油（30点），泥（40点）として数値に表すと80点になる。そして，費用対効果比を算出すると，費用3,000円÷80点＝37.5円／点となる。ペーパーBでは油（30点）だけの用途なので30点になる。そして，費用対効果比を算出すると，費用300円÷30点＝10円／点になる。費用対効果比は低い数値がよいので，ペーパーBのほうがペーパーAに比べて費用対効果はよいといえる。そこで，その会社の社長は油拭きに特化したペーパーBを生産して，利潤が出たところで，ペーパーAの商品化の意思決定を行うとする。しかし，場合によっては，費用対効果が悪くてもまずは市場に新しい商品を売り出すことが長期にみて，売上高に貢献すると社長が判断すれば，ペーパーAの生産に踏み切ることになる。このように，費用対効果分析は経営における意思決定の重要な判断材料となる。

在宅ケアにおける費用対効果分析の指標と使用方法

文献[1]をもとに筆者が費用対効果分析の手順を下にまとめる。

手順1：成果・効果（アウトカム）を測定

手順2：費用を計算　例）ケアサービス利用料金，医療費

手順3：費用対効果比＝費用／アウトカムを算出し，比較

これを，在宅ケアに置き換えた場合の例をあげる。脳卒中慢性期で高齢者事例1は訪問看護2回でリハビリを行い，一週間でADLが2点向上した。脳卒中慢性期で高齢者事例2ではほぼ毎日通院して一週間でADLが5点向上した。どちらが費用対効果がよいか考えると，事例1は費用対効果比＝10,000円（訪問看護療養費の概算例）÷2点＝5000円／点，事例2は費用対効果比＝50,000円（医療費の概算例）÷5点＝10,000円／点で，事例1のほうが費用対効果はよいと判断した。しかし，高額医療等の考慮があり，患者負担が少ない場合，事例2のほうが患者からみて費用対効果がよいと判断されることもある。したがって，どの立ち位置で費用対効果を考えるかによって，判断が異なる。

費用対効果の4区分にある利用者の特徴と戦略

図6-1は某訪問看護ステーションの費用対効果比の散布図を示したものである。縦軸は看護師が日本版在宅ケアのアウトカム（IADLやADL等の評価）を使用して効果値を算出し，2か月間の訪問看護療養費を効果値で割った比，横軸は満足度（利用者・家族満足度）の数値を効果値として，2か月間の訪問看護療養費を効果値で割った比とした。その結果，費用対効果のよい群（I群）と悪い群（IV群）に大きく2群にわかれた。よい群は要介護度の軽い者でリハビリを受けている者，悪い群は要介護度が重く医療処置を受けている群であることが分析結果でわかった[2]。また，満足度の面では費用対効果のよい群（III群）は認知症をもつ者であった。

したがって，費用対効果のよい群の利用者（I群）は，早期にリハビリケアを提供して短期にアウトカムを高める戦略をとる。悪い群（IV群）は，長期に渡って費用はかかるが，収入は高いので，利用者はしっかり確保し，訪問看護師は専門的な医療処置の力を高めて提供していく戦略，III群にいる認知症をもつ者は徐々に症状は悪化するものの，ケアによって心地よさ，安寧，満足を与える可能性があるので，それを重視したケアを行っていくことが訪問看護ステーションの戦略となる（図6-2）。

費用対効果を考慮したケアパス

在宅ケアパスはある一定の成果（アウトカム）を得るために，いつ，どのようなケアを提供するのか表や図式に示したものである。パスは最短距離で最大限の効果をもたらす手段として期待されており，費用対効果もよいことが予測さ

第6章　在宅ケアの費用対効果と経営改善

図6-1　看護職による利用者アウトカムおよび利用者満足度からみた費用対効果良否の4群

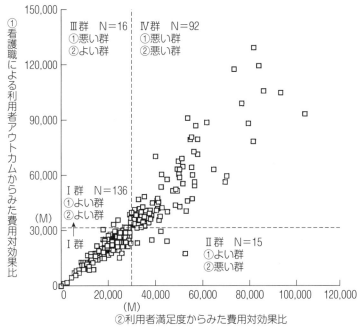

出所：内田陽子，島内節（2001）：在宅ケアの利用者アウトカムと費用対効果の良否に影響する利用者条件，日本看護管理学会誌，5(1), 10, 図2.

図6-2　在宅利用者ケアの費用対効果比の4区分　費用対効果良否の4群

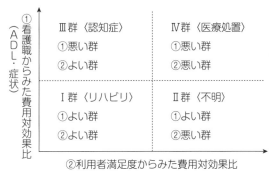

出所：内田陽子，島内節（2001）：在宅ケアの利用者アウトカムと費用対効果の良否に影響する利用者条件，日本看護管理学会誌，5(1), 8, 図1を筆者修正．

れる。パスはクリティカルパス，クリニカルパスの名称として，病院における脳卒中や大腿部頸部骨折等で開発され，使用されてきた経緯があるが，島内や筆者らは，1999年に在宅ケア部門においてもパスを開発し，筆者は費用対効果分析を行った。パスは在宅療養開始から2か月間までのケアを示した。効果値は2か月後のアウトカム到達率（％），費用は訪問看護療養費として，その費用対効果比を算出した（表6-1）。

各種在宅パスの最終アウトカム到達率の合計平均値（％）と費用対効果比を

表6-1 在宅ケアパスの費用対効果比の比較

在宅開始2か月間最終アウトカム到達率%		費用対効果比
ターミナル	79.1	2054.5
痴呆（認知症）	54.8	2789.4
在宅酸素療法	86.3	713.8
腹膜透析（CAPD）	74.8	5026.6
褥瘡	65.1	1127.2
大腿骨頚部骨折	58.1	1162.1

出所：島内節他（1999）：困難度の高い訪問看護業務の実施方法と
サービス頻度・期間の標準化及びサービス効果の評価方法，
（厚生労働省老人保健推進費等補助金研究）232，表を筆者が一
部修正．

同表に示した。これを見ると，費用対効果比の値が低いのは在宅酸素療法（HOT）であり，一番数字が大きいのは腹膜透析（CAPD）であった[3]。つまり，在宅酸素療法のパスを使えば，費用が安くて高い効果が期待できるといえる。CAPDは透析に通えない寝たきりや認知症高齢者の利用者が多く，今回はHOTに比べて，費用は高額で，効果も得られなかった。だからこそ，さらに在宅におけるCAPDのパス化を洗練し，よりよいものを開発していくことが求められる。

　ケアパスを用いる時と用いない時の比較をすると，パスを使用したほうが費用対効果のよい可能性は高い。残念ながら，CAPDのデータはないが，HOTのデータは**表6-2**に示した。パス群は全体的に高いアウトカム到達率を示し，特に疾病経過や理学療法，セルフケア，排泄，清潔は統計的に高い率を示している[4]。つまり，パスを使ったほうが在宅療養2か月間で目標達成ができるといえる。また，費用対効果比の値もパス群はコントロール群に比べて，低い値となっており，低い費用で高い効果が得られることがわかった。したがって，先に示した費用対効果の悪い群についても，在宅ケアにおける医療処置やケア全体の標準化を行い，パス化として改良することで，費用対効果をよくなる可能性がある。

▢ 在宅ケアマネジメントでのアウトカム評価と連携・ケアシステムなどへの効果

　ケアマネジャーが立案する居宅ケアサービスプランに記述されている生活上の課題に着眼し，その課題の有無別にみた介護報酬（2か月間の介護保険での総費用）の比較を調査した[5]。その結果の一部を**表6-3**に示す。これをみると，健康管理や介護負担，排泄の課題をもつ利用者の費用（介護報酬の額）は，費用が高額になることがわかる。したがって，これらの課題を早期に改善することが費用の節約につながる。

　介護保険利用者は，なんらかの健康管理を必要とする者が多く，医療との連携を密にし，健康状態の安定化を図る。サービスを導入し，まずは介護負担を

第6章　在宅ケアの費用対効果と経営改善

表6-2　在宅酸素療法のケアパス群とコントロール群（未使用群）の比較

2ヶ月間のアウトカム項目	コントロール群 n＝10	パス群 n＝9
疾病経過	53.4%	88.0%*
薬剤管理	50.0%	77.8%
在宅酸素療法	55.0%	88.9%
検　査	30.0%	55.6%
理学療法	50.0%	88.9%*
セルフケア	13.3%	77.8%*
コミュニケーション	45.0%	77.8%
栄　養	60.0%	77.8%
排　泄	40.0%	88.9%**
日常生活	50.0%	77.8%
安　全	66.7%	96.3%
清　潔	15.0%	77.8%*
心理・社会	53.3%	79.2%
費用対効果比	5598	1284

注：＊p＜0.05　＊＊p＜0.01
出所：亀井智子，内田陽子（2002）：在宅酸素療法実施者におけるパス法を用いた訪問看
　　護内容・頻度の標準化枠組みの開発と評価，日本地域看護学会誌，5（1），47図1と
　　48表3を一部引用，筆者作成．

表6-3　ケアプランにおける各課題有無の介護保険サービス費用の比較

n=211

課題の種類	課題の有無	n	中央値	p値
健康管理	なし	96	¥148,450	
	あり	115	¥242,710	***
介護負担	なし	119	¥145,510	
	あり	92	¥226,438	***
排　泄	なし	186	¥173,047	
	あり	25	¥387,653	***

注：＊＊＊p＜0.001　　Mann-Whitney検定
出所：内田陽子，友安直子，島内節（2003）：在宅ケア利用者の課
　　題からみたサービス利用・費用・アウトカムの評価，ケアマ
　　ネジメント学，2，77，表4の一部を引用，筆者作成．

軽減し，介護者が自宅での介護に慣れ，コントロールできるように支援することが望まれる。排泄の課題についてはアセスメントを行い，排泄の問題の原因を明確にし，解決できる方法（トイレ介助や水分・食事・薬剤の調整，福祉用具やパッド・おむつの選択と使い方等）を早期に実施する。

　以上，ケアマネジャーはケアプランを立案したら，その課題が解決したかどうかアウトカム評価をする必要がある。課題が解決しなければプランの見直し，サービスの組み合わせ等を検討するが，限られた費用の中でやりくりを行うために，費用対効果を考慮する。

表6-4 在宅療養と入院した場合の費用対効果の比較

在宅療養と入院の費用と回復する日数の比較 *事例 56歳，ALS，呼吸器感染症併発するが，入院拒否		
	在宅療養（実測値）	入院した場合（予測値）
費用	¥160,550	¥330,474
回復日数	7日	14日
ケア内容	排痰ケア中心	点滴薬剤・検査中心

出所：山崎京子，内田陽子（2003）：感染症を併発した人工呼吸器装着中の利用者に対する入院に代わる訪問看護の方法と効果，日本在宅ケア学会誌，6（3），80表3を一部引用，筆者作成.

入院と比べて費用対効果のよい訪問看護のアウトカム評価と連携・ケアシステムなどへの効果

在宅療養に比べ，病院に入院すると医療費は高額となる。和泉は，「心不全増悪の場合，約1か月の入院生活を余儀なくされ，平均120万円の医療費が使われている[6]」という。また，70歳以上の高齢者が誤嚥性肺炎を併発して入院した場合，1日約5万円かかり，多額となる[7]との報告もある。したがって，入院を回避できる在宅ケアは，医療費の面からみると非常に費用対効果がよいといえる。

筆者らは，ALSをもち在宅で療養しているF事例を検討した。F氏は気管支炎の悪化に伴い，入院をすすめられたが，本人は入院したくないと拒否した。F氏は自宅でいることを望み，入院すると不満足な様子をみせていたと妻も言っていた。そこで，本人や家族，訪問看護，主治医と相談して，訪問看護の回数を増やして対応することになった。筆者らは，その訪問看護で治癒させたF氏に対する費用対効果を分析した[8]。

入院した場合の医療処置と見積額と実際にかかった訪問看護の回数や訪問での医療処置を換算し，費用の比較を行った。これを表6-4に示す。入院の場合，検査や点滴や抗生剤の治療が集中して行われるが，在宅ケアではできる検査や治療は限られている。そこで，それに代わる排痰ケアを看護師と介護者が連携し実施したのである（表6-5）。その結果，入院した場合（予測値）よりも費用は低くなった。

費用対効果分析における効果を満足度とした場合，在宅療養のほうが利用者の費用対効果はよいと考える。在宅ケアの費用対効果を高めるためには，質のよいケアプランをいかに考え，それを実践するかにかかっている。訪問看護師や他の在宅ケア職種に対する教育投資が望まれる。

第6章　在宅ケアの費用対効果と経営改善

表6-5　F氏のケアプラン

問題点	具体策
人工呼吸器装着中であるが気管支炎を併発した 目標 1．痰を排出する 2．感染症状の消失 3．呼吸器状態の安定化 4．在宅療養の継続 5．本人・家族の安楽	Ⅰ．観察 1．呼吸状態の観察 1）人工呼吸器および加湿器のチェック　　2）気道内圧値のチェック　　3）呼吸音聴取　　4）SpO₂値の測定 2．一般状態の観察（体温，呼吸数，呼吸器の設定，脈拍，不整脈の有無，血圧，水分出納，浮腫・脱水の有無） Ⅱ．排痰ケア 1．気道内圧が肺胞の痰貯留の指標となっているので，よく観察し，高い場合は以下の排痰ケアを本人の同意のもと実施する 2．以下の排痰ケア（ワンセット法）を定期的に実施する 　①まず右側臥位にし（できるだけ完全側臥位），スクィージング／バイブレーションを10〜15分位施行し，気道内圧・痰の音を確認しながら，痰が主気管支の方に流出してきたとき吸引を施行する 　②次に左側臥位にし，同上のことを施行する　※とにかく今の部位から痰を移動させ，その痰を吸引する 3．スクィージングは呼吸器の呼気に合わせ，胸郭下部を両手（片手を前胸部，もう一方は背部に）ではさみ，しぼるように圧迫して換気を補助し，呼気の流速を速めて排痰を促す 4．徒手によるバイブレーションは浅い側臥位をとり，両手を背部側に入れ振動させる。バイブレーター使用時は完全側臥位 ※タオルを当てて行うと痛みを緩和できる　※上記の事は昼間しっかり行い，夜間は回数少なくして睡眠時間を確保する Ⅲ．医師との連携，薬剤投与 1．かかりつけ医休診時には，臨時の呼吸器専門医との連携をとり，在宅継続か入院かの判断を行い，いつでも入院できる体制をつくっておく 2．症状を報告し，医師の指示にて採血（CRP，肝機能等）を行う 3．医師から処方されたビソルボンの内服，抗生剤の点滴，強力ミノファーゲン投与 Ⅳ．介護者能力の見極めと指導，実施状況の確認 1．24時間，いつでも連絡がとれる報告体制を再確認する 2．介護者の能力の見極めと安全な排痰ケアを含めた以下のことを指導，実施状況を評価する 　①1日4回検温するよう介護者に指導する 　②気道内圧値，痰の量，色の観察を指導する 　③左右体位交換しバイブレーションと吸引法の手本を見せ，2〜4時間ごとに施行するよう指導する 　④水分，栄養の補給（全身状態をみて看護師が指示）について指導する 　⑤療養に対する不安やわからないことなどの相談を行う。

出所：山崎京子，内田陽子（2003）：感染症を併発した人工呼吸器装着中の利用者に対する入院に代わる訪問看護の方法と効果，日本在宅ケア学会誌，6（3），77表1を一部筆者修正．

在宅ケアの質改善のためのアクションプランとアウトカム評価

◻ アウトカム評価と質改善サイクルの目的

　本書第1章の4,および第2章の1でケアのアウトカム評価と自分たちのケアの質をあげるためのアクションプランの重要性は述べたが,これらは,一般企業では品質管理のサイクル(例:PDSサイクル)として行われている。しかし,医療保健福祉の分野では,その品質管理の導入は遅れてきた。

　近年になって,医療福祉保健を担う機関もPDSサイクルやアウトカム測定をすることでサービスの評価を行うようになってきた(図6-3)。

◻ アウトカム評価と質改善サイクルの使用方法と評価結果

　筆者らは,日本版在宅ケアのアウトカム評価票を使用し,実際にある訪問看護ステーションにおいて質改善のためのアクションプランを立案,実施し,アウトカム評価を行った。その成果を書籍にまとめた。[9]筆者が担当したのは東北にある脳卒中の多い過疎地区にあるY訪問看護ステーションであり,アクションプランの成果を示した。[10]当時の職員は看護師8人(常勤3人,非常勤5人),事務職1名で構成されていた。1999年4月に第一回,同年7月に2回目として,その両者を比較してアウトカム評価を行い,レポートをまとめた。

　評価をされるということは誰でもが抵抗感を感じるものである。結果を報告されるとなると,自分の悪いところを指摘されるのではないかという不安も生じやすい。レポートの報告はあくまで,皆さんが困っていることをみんなで解決するための判断材料になるものと,前向きに捉えていただくように言葉に注意しながらわかりやすく説明した。すぐに,アクションプランの立案に取り掛かるのではなく,レポートの報告を受けて自由に討議した。これはブレーンストーミングの手法を使った。この方法は,人の意見に対して解釈や判断や批判,結論は慎み,むしろ自由な意見やアイディアを歓迎する方法である。レポートの結果を聞いて,職員は思ったこと,感じたことを自由に出し合い,日頃感じていることも自由にぶつけ合ってもらった。

　そのなかで,脳卒中をもつ利用者に対して,自分たちが多く実践しているリハビリははたして,適切なのかどうか不安があるという意見が多く出た。そこで,アクションプランとして,ADLの移乗・移動をターゲットアウトカムに定めた(表6-6)

　移乗介助を必要としている利用者に対して,少しでも介護者の負担をなくすために,本人のもつ残存機能を高めるためにどうしたらよいか悩んでいたので,

図6-3 アウトカム評価と質改善サイクル

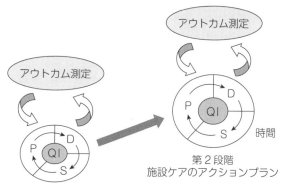

第1段階　　　　　　　　P（Plan：計画），D（Do：実行），S（See：評価）
個別ケアのアクションプラン　　QI（Quality Improvement：質改善）

第2段階
施設ケアのアクションプラン

出所：内田陽子，山崎京子，島内節（2002）：訪問看護ステーションのアウトカムにもとづく継続的質改善の方法─経営管理のアクションプラン立案・評価までの過程─，日本看護管理学会誌，6（1），7図1を一部引用，筆者作成．

表6-6　Y訪問看護ステーションのケア現場のアクションプラン

質改善のためのケア現場のアクションプラン
質改善チームメンバー
1．所長　　4．看護師　　7．OT 2．看護師　　5．看護師　　8．PT 3．看護師　　6．看護師　　9．研究者
目指すべき成果：移乗・移動のアウトカム向上

〈第1段階〉

問題点
#1．移乗における身体動作，残存機能等のアセスメントが未熟である
#2．移乗できない利用者に対する具体的なリハビリ目標やプランが不明確である
#3．移乗に対するリハビリの実践が担当看護師によってまちまちである
#4．リハビリを進める中での家族に対するアセスメントや介入に困難を感じている

具体策	実行レベル
1．動作レベルに沿ったアセスメント，診断，目標，プランの機能訓練の標準化プログラムを開発する	○（実行した）
2．1．のための勉強会を専門家を呼んで開催し，訪問看護師の機能訓練の能力を開発する	○
3．家族アセスメントやツールに関する文献の紹介を勉強会で，専門家に話をしてもらう	○
4．利用者・家族には図・表を用いたリハビリ表を作成し指導する	○

評価
利用者アウトカム項目のほとんどが安定率100%であり，悪化はほとんどみられなかった

出所：内田陽子，山崎京子，島内節（2002）：訪問看護ステーションのアウトカムにもとづく継続的質改善の方法─経営管理のアクションプラン立案・評価までの過程─，日本看護管理学会誌，6（1），10図1を一部引用，筆者作成．

まずは，問題点を明確にした。問題点は，①移乗における身体動作，残存機能等のアセスメントが未熟である，②移乗できない利用者に対する具体的なリハビリ目標やプランが不明確である，③移乗に対するリハビリの実践が担当看護師によってまちまちである，④リハビリを進める中での家族に対するアセスメントや介入に困難を感じているであった。

これらを改善する具体策として，①動作レベルに沿ったアセスメント，診断，目標，プランの機能訓練の標準化プログラムを開発する。②そのための勉強会を開催し，訪問看護師に機能訓練の能力を高める，③家族アセスメントやツールに関する文献の紹介を勉強会で，専門家に話をしてもらう。④利用者・家族には図や表を用いたリハビリ表を作成し指導するがあげられた。それを実行した結果，Y訪問看護ステーションの移乗・移動のアウトカムは改善した。

その他，B訪問看護ステーションは「痛みのアウトカム改善」を目指して，アクションプランを立案した。その内容は，ペインスケールを加えた総合的なアセスメントシートを開発し，利用者や家族，さらに，ケア担当者とも共有できるように記録形式を工夫することとした。⁽¹¹⁾

C訪問看護ステーションでは，呼吸管理の改善を目指して，アクションプランを立案した。その内容は，呼吸状態だけでなく，それに関連するバイタルサインや吸引，吸入，薬物反応，感染要因，コミュニケーションも加えた総合的なアセスメント表を作成し，誰が訪問しても漏れなく総合的に観察できるようにしたことである。また，新人教育にも現場で呼吸管理の実践を積み重ねるということも立案している。⁽¹²⁾

D訪問看護ステーションでは，褥瘡の改善を目指して，褥瘡のアセスメントと処置の文献を収集し，かかりつけ医との連携で，利用者の褥瘡の重症度にあった軟膏や衛生材料の処方をしてもらい，処置法を統一したことで，褥瘡の治癒を図った。

E訪問看護ステーションは，介護負担感に着眼し，訪問したときに，看護師が家族に対応する方法（傾聴法，相談態度）をロールプレイで自己を振り返り，対応を改善して取り組んだ。

☐ アウトカム評価とアクションプランを用いることによるケアまたは連携・ケアシステムなどへの効果

アウトカム評価とアクションプランはもちろん，利用者や家族によい影響を与えるが，職員にもよい影響を与える。最初は評価を受けることに慣れていないため，職員は抵抗感をもつ。しかし，アウトカム評価によるアクションプランのしくみは，自分が困っているケアについて，原因を明確にして解決する方法を見つけ出す前向きな方法であると知れば，職員もそれについて取り組むようになる。清水は，このしくみにより，スタッフの能力（アセスメントやケア計

第6章　在宅ケアの費用対効果と経営改善

画，実施，モニタリング，ケア効果の確認）が向上したことを明らかにしている[13]。また，質改善の取り組みを行う中で，職員同士のコミュニケーションも高まり，団結力や組織力もよくなることも期待できる。

3 在宅ケア事業所の経営改善のアクションプランとアウトカム評価

◯ 経営体としての在宅ケア事業所の特徴と経営改善の目的

在宅ケア事業者のほとんどは中小規模の経営体である。一般の企業はスケールメリットを利用する大型チェーン店と隙間をねらう（ニッチ戦略）小型店と大きく二分化される。在宅ケア事業者の多くは，地域密着型の小型店が多い。筆者は介護保険制度開始前の1997年[14]と制度施行後の2005年に訪問看護ステーションの経営調査を行った。[15]

その調査では，制度が進むにつれステーションの数は増加し，職員の確保，24時間体制，設備や備品の整備は徐々に改善されているものの，収支状況が赤字のステーションも3割見られた。[16]また，給与も病院に比べ低く，数少ない看護師の負担は高いことがわかった。[17]

訪問看護ステーションの存続のためには，稼ぐことも必要になる。そのために経営管理が必要となる。

◯ 訪問看護ステーションの各経営職能

訪問看護ステーションの経営職能として，ケアサービス職能（生産および品質管理含む），マーケティング職能（販売），財務・会計職能，人事・労務職能，管理職能がある。また，管理職能には計画，組織，指揮，調整，統制が含まれ，管理職はその組織体のなかでリーダーシップを発揮する必要がある（図6-4）。

ケアサービス職能には，訪問看護師が提供するケアの内容や方法等が含まれる。ケアの質を保つためにアセスメントやケアプラン等の記録やその内容をチェックし，ケアを受けた利用者の状態は改善しているか，満足しているかのアウトカム評価を行う。

本書では，在宅ケアの質保証のためのアウトカムに着眼して，数々の研究や現場での実績を記載しているが，経営体として生き残るためには，それだけでは足りない。サービスを宣伝し，顧客を増やすマーケティングや収支を管理する財務会計，看護師の雇用や教育，労働時間，給与や昇給等の管理を含む人事・労務職能も重要な機能である。

◯ 在宅ケア事業所の財務・会計

その経営体が良好な経営をしているかどうかは，財務諸表に示される。株式会社は，株主に財務諸表を公開し，利益配当をしなければならない。財務諸表の主なものは貸借対照表と損益計算書である。お金の出し入れは，必ず帳簿に

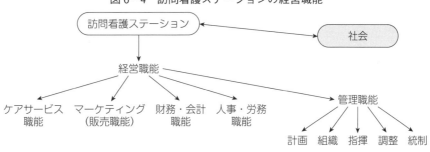

図6-4 訪問看護ステーションの経営職能

出所：内田陽子（1998）：訪問看護ステーションの経営調査と今後の課題，訪問看護と介護，3(8)，578図の一部を筆者修正．

記入し，その用途や内容によって分けられ，最終的に財務諸表にまとめられる。

在宅ケア事業所は小規模の経営体が多く，資産（土地や家屋，機械・備品，現金や預貯金，有価証券等）は少なく限られている。アパートの一室で訪問看護ステーションを経営しているところでは，土地や家屋はもっておらず，備品も血圧計や聴診器，診察器具もそんなに高額な金額ではないため，資産はわずかであろう。訪問に必要な車購入の場合，車は車両運搬具として固定資産に計上される。購入したほうがよいのか，レンタルにしたほうがよいか管理者は考える必要がある。

そもそも利益をあげるためには，収益をたくさん得るか，費用を節約するか，または両方を行うか3つの方法がある。訪問看護ステーションの場合，収益をあげるためには，利用者を多く獲得し，訪問回数を増やすことである。訪問看護ステーションの費用は多くが人件費で占める。人件費を減らすと，看護師のやる気を下げることにつながる。人件費以外の費用に着目すると，家賃や光熱代，車のガソリン代，電話等の通信費等があるが，それらは必要なものであり，費用を削って利益を出す方法は賢明ではない。やはり，利用者を多く獲得し，訪問回数を増やすことが得策である。

収益は主に介護保険や医療保険等の公的な報酬によるものであり，その価格は規定されている。したがって，世の中の流れや制度改正の流れをうまく掴む必要がある。消費税の上昇や利用者自己負担の増額は，在宅ケア事業者の収益に影響を及ぼす。顧客は年金暮らしの高齢者が多いため，小額でも価格があがれば利用を抑える傾向にある。ケアが必要な利用者にサービスが必要であること，ケアによってアウトカムが高まることを示していく必要がある。

◻ 経営管理のアクションプランの評価結果

表6-6ではケアのアウトカムを高めるためのアクションプランを紹介したが，次に経営管理のアクションプランについて述べる。

経営体は利益を追求することも大きな目的である。利益がないと経営活動は

表6-7　経営のアクションプラン

改善メンバー：所長，看護師，事務職
目標：利用者と訪問回数を増やし，利用者満足度をあげる
具体策： 　1．月間財務分析を去年と今年で比較し，職員の経営に対する意識を高める 　2．病院での収益でステーション職員の給与は保障されている，累積赤字がすすむとステーション存続は危ういことを説明 　3．利用者確保のために併設病院・施設，老人ホーム，居宅介護支援センターに出向き，カンファレンスに参加し，連携をとる 　4．認知症ケアについての勉強会を開催する 　5．利用者・家族へのニーズや指導する内容について事例検討を行う等

出所：内田陽子（2002）：訪問看護ステーションの利用者満足度とコストの比較からみたステーション事業展開戦略，日本在宅ケア学会誌5（3），35表4を一部引用し筆者作成.

できない。それは訪問看護ステーションも同様である。

　筆者は累積赤字3000万円を抱えているA訪問看護ステーションのコンサルタントを行った経験がある。まずは，Aステーション利用者の効果を知るために満足度調査を行った。顧客満足度は経営体にとって成果を評価する重要なデータである。Aステーションの満足度は他のステーション満足度の平均と比べ，「情報提供や指導」について低い満足度であった。Aステーションは認知症が重度の利用者が多く，家族に対して認知症への深い専門的な知識とケア技術，家族や介護者への適切な介護方法等の情報提供や相談のニーズがあることが推測できた。しかし，満足度の結果を考えると，それは充分に提供されていないことがわかった。

　Aステーションの看護師は4名おり，彼女たちにその状況について尋ねたが，「大変忙しい」のみで回答はなかった。しかし，帳簿をみると，明らかに訪問回数が少ない状況にあった。したがって，看護の質を高め，かつ，利用者の獲得と訪問回数の増加をしなければ，経営は改善されないと判断した。また，なによりも看護師の経営に対する意識を高めることが必須と考えた。

　一般に医療保健福祉の領域はコスト感覚に乏しい傾向にある。病院と違って，看護師は訪問を増やして稼ぐことが重要なのである。次にA訪問看護ステーションの経営改善を行うためのアクションプランを示した[18]（表6-7）。

　これは管理者と相談して立てたものである。看護師の経営に対する意識を高めてもらうために，財務諸表や訪問回数，満足度のデータを示して理解してもらう。累積赤字解消のための「訪問回数をあげる」，「利用者満足度をあげる」ことを目標にする。利用者獲得のために併設施設である病院や老人保健施設での連携を密にしていくこと，認知症の専門的な勉強会をしていくこと，利用者や家族に対して理解してもらいやすいためのパンフレット等を作成していくこと等をプランに組み入れた。しかし，これは実践されることがなかった。その

第6章　在宅ケアの費用対効果と経営改善

ステーションはまもなく閉鎖された。

　在宅ケア事業所は小規模の経営体であるからこそ，足元をしっかり固めていく。地域の利用者のニーズを掴み，利用者を獲得し，そのニーズに迅速に対応し，アウトカムを高めていく。そのためには，職員の意識改革と教育，それを実行する管理者が求められる。

経営改善をもたらしたアクションプラン

　Yステーションは表6-6に示したとおり，アクションプランを立案し，利用者のアウトカムを改善させた実績をもつ。このステーションの管理者の意識は高く，黒字経営にもかかわらず，さらに経営改善のためのアクションプランを筆者と立案した（表6-8）。

　改善メンバーには，設置主体代表者（最高責任者）を加えた。代表者には，財務関連書類を用いて，利用者の数や訪問回数，医療保険や介護保険利用者別にみた訪問回数や一回あたりの単価等を説明し，その利用者が病院からの紹介か，地域からか，詳細に解説していった。これらの財務に関する数値を提示し，テキパキと説明することが，最高責任者を納得させる。

　代表者の強力な力を得ることで，プラン立案と実行はスムーズにすすんだ。同じ設置主体である病院の院長，施設の師長等の管理者への働きかけ，会議での発言権の獲得もできた。また，訪問看護は，加算はとっていても夜間頻回に呼ばれることがないように，昼間の間にきちんとケアを行い，リスクマネジメントを講じる，多職種との連携をとる等が望まれる。

　Yステーションの利用者は脳卒中をもつリハビリニーズをもつ者が多く，誰が訪問しても一定の質の担保ができるようにケアの標準化プログラムも開発した。その運用にはリハビリ職との連携がポイントとなる。さらに，その他の利用者のニーズに対応するために訪問看護師への教育投資を行う。利用者の満足度を高めるためにマナーや接遇のOJT（現場教育）を行う，事務職への経営分析手法を取得させる等，ケアの質に関連すること，経営に関する事項を組み入れた。

　結果，利用者の一回あたりの単価平均は上昇し，ステーションの経営は安定し，訪問看護師への報酬もあがり，看護師のやる気は高まった。Yステーションでは経営権の一切を訪問看護管理者に任されていた。しっかり稼いだ分，そのお金はケアの質向上のための費用（看護師の給与や賞与，看護の備品，研修費，地域貢献イベント等）として使われていた。ステーションは管理者の経営手腕が問われるが，経営理念と具体的なプランを職員に言語化し，伝え，実行，評価する能力，リーダーシップが求められる。

　経営の安定は，患者・家族だけでなく，職員への副次的な成果ももたらし，今後，ステーションが存続していくためにも重要となる。ステーションの他地

151

表6-8　経営管理のアクションプラン

訪問看護ステーション機関名：Y訪問看護ステーション
財務・経営分析日：2000年10月19日　　アクションプラン立案日：2000年10月19日
経営管理改善メンバー：設置主体代表者，所長，研究者，専任事務職
アクションプラン立案のための基礎情報：財務諸表，利用者台帳，アセスメント・ケアプラン・モニタリング表，アウト
　　　　　　　　　　　　　　　　　　　　カム評価と利用者満足度
目指すべき成果：1．「訪問1回の単価」をあげる
　　　　　　　　2．利用者アウトカムを悪化させない

経営戦略と具体策	担当者	実行レベル
1．医療保険適用者，医療依存度の高い利用者を獲得するために病院でマーケティング活動を行う	所長	○（実行した）
1-1）医師会長に財務状況，経営分析の結果を報告し，マーケティング活動への病院の協力を得る	所長，研究者	○
1-2）N地区の研究発表会で「在宅ケアの質」，「ケアの標準化」に関する研究発表を行う	所長，研究者	○
この時，病院長や病院職員，老人保健施設，かかりつけ医，他機関，多職種の人にあいさつや刺激を与える	所長，研究者	○
1-3）病院長に継続看護，在宅ケアへの連携について話し合う機会をもつよう働きかける	所長	○
1-4）病院長や病院婦長のケア管理者と継続看護についての会議をもつ	所長	○
1-5）病院への継続看護についての発言権を獲得する	所長	○
1-6）病院からの利用者を獲得する	所長	○
2．動作レベル別機能訓練の標準化プログラムを開発し，病院から他機関を含めて，早期リハビリを行うシステムづくりを行う	所長	○
2-1）動作レベル別機能訓練の標準化プログラムを病院の理学療法士，作業療法士と共同で開発する	所長，職員，OT，PT，研究者	○
2-2）動作レベル別機能訓練の標準化プログラムを病院の理学療法士，作業療法士とともに実践・評価する	所長，職員，OT，PT，研究者	○
2-3）動作レベル別機能訓練の標準化プログラムを病棟でも使用してもらうように働きかける	所長	○
3．特別加算がとれ，保証できるように職員のハイアセスメント，ケア実践能力を開発する	所長	○
3-1）職員の研究・研修費の予算を倍増し，100万円を計上する	所長	○
3-2）職員の能力開発のための具体的な研修プログラムを作成する	所長	○
3-3）職員の能力ややる気が向上しているか定期的にチェック，評価する	所長，研究者	○
4．利用者の満足度を高め，訪問看護の継続や回数を維持，増加のためスタッフの接遇，マナーをあげる	所長	○
4-1）利用者の満足度測定を行い，スタッフに理解させる。	研究者	○
4-2）訪問看護師の態度，マナーに関する自己評価表を用いて，各自チェックさせる	所長	○
4-3）電話連絡時の様子など訪問看護師の態度，マナーに対して観察し，注意を促す	所長	○
4-4）所長が見本を示す	所長	○
5．財務の安定という視点で事務管理できるように事務職を促す	所長	○
5-1）経営分析の手法を教育する	研究者	○
5-2）財務データのもつ意味を把握しながら，事務処理を行い，所長に報告させる	所長	○
6．実習生受入れのための経済，教育的保証のために学校に実習費の確保を行う	所長	○
6-1）実習生指導にかかる時間等を計算し，学生1人あたりの必要経費を算出する	所長，事務職，研究者	○
6-2）上記を学校幹部者に報告し，値上げを求める	所長	○

出所：内田陽子，山崎京子，島内節（2002）：訪問看護ステーションのアウトカムにもとづく継続的質改善の方法──経営
　　　管理のアクションプラン立案・評価までの過程──，日本看護管理学会誌，6（1），13表5を引用，一部筆者修正.

第6章　在宅ケアの費用対効果と経営改善

域への拡大や新たな患者（精神患者や小児患者等）を取り組むためにも，その投資や人材育成にはお金がかかる。しっかり稼いで，しっかり使う，そのための計画が経営管理のアクションプランである。

○ 注

(1)　武藤孝司（1998）：保健医療プログラムの経済的評価法—費用効果分析，費用効用分析，費用便益分析—，83-92，篠原出版.

(2)　内田陽子，島内節（2001）：在宅ケアの利用者アウトカムと費用対効果の良否に影響する利用者条件，日本看護管理学会誌，5（1），5-14.

(3)　島内節他（1999）：困難度の高い訪問看護業務の実施方法とサービス頻度・期間の標準化及びサービス効果の評価方法（厚生労働省老人保健推進費等補助金研究），232.

(4)　亀井智子，内田陽子（2002）：在宅酸素療法実施者におけるパス法を用いた訪問看護内容・頻度の標準化枠組みの開発と評価，日本地域看護学会誌，5（1），43-49.

(5)　内田陽子，友安直子，島内節（2003）：在宅ケア利用者の課題からみたサービス利用・費用・アウトカムの評価，ケアマネジメント学，2，77.

(6)　和泉徹（2002）：慢性心不全の臨床像と疫学，心不全医療の最前線，第122回日本医学会シンポジウム記録集，6，日本医学会.

(7)　道脇幸博，角保徳（2014）：70歳以上の高齢者の誤嚥性肺炎に関する総入院費の推計値，老年歯学，28（4），367.

(8)　山崎京子，内田陽子（2003）：感染症を併発した人工呼吸器装着中の利用者に対する入院に代わる訪問看護の方法と効果，日本在宅ケア学会誌，6（3），75-82.

(9)　島内節，友安直子，内田陽子他編著（2002）：在宅ケアーアウトカム評価と質改善の方法，医学書院，85，88，90.

(10)　内田陽子，山崎京子，島内節（2002）：訪問看護ステーションのアウトカムにもとづく継続的質改善の方法—経営管理のアクションプラン立案・評価までの過程—，日本看護管理学会誌，6（1），5-14.

(11)　前掲(9).

(12)　同前.

(13)　清水洋子（2003）：在宅ケアにおける質改善方法実施による利用者アウトカムとケアスタッフ能力への効果，お茶の水医学雑誌，51（3・4），71-85.

(14)　内田陽子（1998）：訪問看護ステーションの経営調査と今後の課題，訪問看護と介護，3（8），577-586.

(15)　内田陽子，山崎京子（2007）：訪問看護ステーションのケアの質保証と効果的な経営管理の方法，保健の科学，49（7），473-476.

(16)　同前.

(17)　同前.

(18)　内田陽子（2002）：訪問看護ステーションの利用者満足度とコストの比較からみたステーション事業展開戦略，日本在宅ケア学会，5（3），30-36.

■第7章■
国際的な在宅ケアのアウトカム評価の動向からみたわが国の課題

本章で学ぶこと

　この章では在宅ケアのアウトカム評価はどのような内容と方法でなされているかをアメリカ合衆国の制度と実際について述べ，最後に国際的な在宅ケアのアウトカム研究動向をまとめたわが国の課題を述べる。

アメリカ合衆国における在宅ケアアウトカム評価の動向からみたわが国の課題

🔲 米国におけるアウトカム評価

　米国においてアウトカム指標は，OASIS（Outcome and Assessment Information Set：アウトカムとアセスメント インフォメーション セット）として標準化されている。在宅ケア評価用 OASIS も，在宅ケアの実践の向上を目的として患者のアウトカムを測定するために開発され，活用されている。このため，在宅ケアのみならず病院での急性期ケアを含む医療アウトカム評価は，一定の基準に基づき標準的に行うことができる体制にある。メディケアによる認定を受けている(1)在宅ケア機関も，患者の特定のデータについてこの基準に基づき報告する義務(2)があり，これが実践評価にも活用されている。

　標準化されたアウトカム指標の活用の利点は，標準化された指標を使用することにより，全国的，地域的にそれぞれのアウトカム指標毎に，その在宅ケア機関がどの程度の実戦レベルであるかを，一目瞭然に見ることができることである。たとえば，ある在宅ケア機関のアウトカムが全国データと比較して，何パーセンタイルに位置するという形で特定の機関の実践のレベルを評価することができる。このように全国平均をベンチマーク（模範改善点）とすることにより，どのアウトカムを向上することが望ましいのかを，項目毎に把握することができる。これにより，質の改善プロジェクトのターゲットを決定していくための情報源として活用することができる。また，別の利点としては，継続的な情報収集とその報告が行われることにより，在宅ケア機関内での実戦の向上評

価に役に立つ。このプロセスとしては，いわゆる初期データ（ベースライン
データ）と，質の改善プロジェクトによる介入後のデータを比較し，実際実施
されたプロジェクトがアウトカムに影響を与えたのかの評価を行うことができ
る。

　米国では非常に短い入院機関の中での，十分な患者教育が義務付けられてお
り，患者が30日以内に再入院してしまった場合，病院側へのペナルティが課せ
られる仕組みとなっている，このため在宅ケア移行ケアの強化が必須であると
いう背景もあり，実践の評価はリハビリ施設や在宅以降後の患者のアウトカム
に基づく。つまり，どのようなサービスを何度提供したかという考え（Fee for
service[3]）から，医療提供者の介入により患者のアウトカムがどのように変化し
たかをもとに保険者からの支払いが変化する考え（Pay for performance[4]）へと変
化した。

☐ 質の評価基準測定

　この考え方を実践に取り入れるために CMS は実践評価の方法に関する情報
を提供している。たとえば，質の評価基準測定（Quality measures）として１）
アウトカム評価基準測定（Outcome measures）と２）プロセス評価基準測定
（Process measures）の二つがあることを認識する必要があると説明している。

　アウトカム評価は，患者が経験したヘルスケアの結果を査定するものである。
そして在宅においてこの情報は OASIS から収集されたデータもしくはメディ
ケアへ届けられた苦情の情報からなるとされている。在宅ケアの開始時に，
OASIS をもとにベースラインデータが収集され，後の別の時点での状況と比
較することができる。メディケアに届けられた苦情（Medicare claim）から得ら
れたデータではその後。30日，60日の時点でのデータを収集することとなり，
これをもとに評価が行われる。3つのタイプのアウトカム評価があるといわれ
ている。
１．測定値の向上（たとえば，ADL を含む身体機能の向上など）[5]
２．回避することのできる可能性のあるものの測定（転倒予防，尿路感染予防，辱
創予防など）
３．ケア利用の状況（救急外来の利用や，入院に至ってしまったかなど）
特に２と３に関与する項目として，転倒，創傷の感染，薬物の副作用，高血糖
や低血糖による救急外来の利用や入院などは，回避可能なものと認識され特に
ナース・センシティブ・インディケーター（Nurse Sensitive Indicators：看護の質
によって大きく影響を受ける指標）といわれている。ナース・センシティブ・イン
ディケーターには，尿路感染や辱創の発生率なども含まれ，看護の質を向上す
ることによって患者のアウトカムに大きく関与すると考えられている。

　米国では特に，在宅や地域看護の質により，①病院での急性期治療が必要と

第7章　国際的な在宅ケアのアウトカム評価の動向からみたわが国の課題

なってしまう状況，②入院は必要としないまでも救急外来へいかなくてはならない状況，③退院後30日以内の再入院，④退院後30日以内の救急外来受信は，避けることができると定義付けられている。これについて，合併症やさまざまな理由で，ハイリスク群があることも認識されている。ハイリスク郡には，特有の配慮が必要であるという認識である。

　2番目のプロセス評価基準測定とは，在宅ケア機関における特定のエビデンス・ベースドプラクティスに基づくケアの利用率をもとに評価される。例えば，退院後から最初の訪問までの期間，予防接種の提供率や，転倒，疼痛，鬱，褥瘡予防のための皮膚観察のためのリスクアセスメントツールの利用率などが含まれる。在宅ケアのOASISでは，①タイムリーに在宅ケアが開始されていること，②医師への相談ガイドラインを保有していること，③欝のスクリーニングが行われており予防措置が行われているか，④多角的な転倒予防アセスメントが行われているか，⑤疼痛アセスメントが行われており実践が行われているか，⑥褥瘡リスクアセスメントの施行，予防的処置の実施とケアプランの擁立，⑦足の観察が行われているのか，これに関する患者と家族教育は行われているのか，⑧薬物療法への教育は行われているのか，⑨インフルエンザや肺炎の予防接種は行われたか，などが含まれる。

　このように，プロセス評価基準測定はエビデンスに基づき，このようなことがケアに取り入れられていることは必要な項目が，実際実践で行われているかどうかを評価するものであるのに対して，アウトカム評価は実際の患者に起こった結果を指す。たとえば，予防接種を行った確立はプロセス評価基準測定であり，患者がインフルエンザにかかった確率はアウトカム評価となる。

❏ OASIS と OBQI

　在宅ケアの重要性が認識される中で，在宅ケアにおける質の評価（Quality Assessment）の困難さが認識されてきた。1980年代からケアの質と経済分析の面から，エビデンスに基づいた患者評価に欠けていることが問題となった。これに伴い，ヘルスケアにおける継続的な質の改善（Continuous quality improvement：CQI）が行えるようにするためのアウトカムに基づいた情報が必要であると認識されはじめた。そこで，Health Care Financing Administration と Robert Wood Johnson Foundation が協力して長期にわたる研究を行った。これによりアウトカムに基づいた実践向上（Outcome Based Quality Improvement：OBQI）のモデルが開発された。

　OBQIの枠組みには，アウトカム分析とアウトカム活用強化の2つの要素が含まれる。

　このプロセスは在宅ケア機関がOASISに基づいた標準データを収集し提出するところから始まる。アウトカム，ケースミックス[6]そして有害事象の報告等

が，年次報告としてそれぞれの在宅ケア機関に提供される。このすべての報告は，リスク調整された上での比較として報告されるため，それぞれの機関の実績評価の参考となる。この内容には，①ベンチマークや全国データとの比較と②ここの機関の前年度との比較が含まれる。ここには，機能的，身体的，精神的／行動的，認識的要素を含む41のアウトカム指標が使用されている。在宅では，特に対象者が自立した生活をより長く生きられるよう支え，長期の施設滞在を避けるための機能回復／向上もしくは維持が重要と認識されている。

　アウトカム活用強化という点では，個々の在宅ケア機関レベルでのCQI活動が要求される。これは，まずそれぞれの機関が，質の改善を目指すターゲット・アウトカムを選択するところから始まる。そして，どのようにそのターゲット・アウトカムを向上するのかという特定の実践プランを擁立し，ケアプロセスを変革することが求められる。そしてその計画を遂行し，次の年にそのターゲットとなったアウトカムが実際に向上したかを評価する。

　このOBQIプログラムは，ニューヨーク州に始まり，2000年までの5年間で27の州でその効果が検証された。このプロセスは，

1．（OASISによる）標準化されたデータを収集する

2．在宅ケアにCQIのためのアウトカム指標を活用する

3．より効果的なシステムレベルでのアプローチを導き出すため，対象者のアウトカム向上のための基盤を構築する

　この研究ではその方法論の検証も行われた。OBQIで，研究参加した在宅ケア機関は入院率の低下をターゲット・アウトカムのひとつに選ぶよう指示され，これに対する対策を実践した。この結果，これらの機関はその効果を大きく発揮し，入院率が全国的には22%，ニューヨーク州では26%低下し，またその他のターゲット・アウトカムにおいても大きな効果がみられた。

　この結果をもとに，OBQIモデルは現在では実践評価に活用されるだけでなく，その診療報酬にも影響を及ぼすものとなっている。

　現在ではそれぞれの機関の実践スタッフやクオリティ・インプルーブメント・コーディネーター（Quality Improvement Coordinator：質の改善コーディネーター）は以下の方法論を用いて計画実践を行うように推奨されている。

1．ターゲット・アウトカムを選ぶ

2．ケア機関やケア環境において，実践変革にかかわる重要なケア行動を抽出する

3．どのようにターゲットとなっているケア行動を変容するのか，そしてそれを維持するのかを表した，焦点をもった計画を立てる

4．他の臨床家（すべてのスタッフを指す）のモチベーションを上げる

5．変革したケア行動を維持する

　このモデルは現在も実践の中で活用されている。従来のアウトカムに基づか

第7章　国際的な在宅ケアのアウトカム評価の動向からみたわが国の課題

ない経験的な（empirical）な見解では，「自分の感覚ではこうすると良いと思うという」発想が行動を定義付けてきたが，OASIS を用いてアウトカム指標が標準化されたことにより，またこれに基づいた質の改善（QI）の方法論が OBQI で示されたことから，ケア提供者にとってより明確に，ケア提供者の行動と，患者のアウトカムの関係際が認識できるようになったといえる。

◻ 在宅におけるエンドオブライフのアウトカム評価

　米国では主となるエンドオブライフ・ケア提供者はホスピスである。日本では未だ，ホスピスの定義は曖昧であり，緩和ケアと混同されてこの用語が用いられている場合も多いが，米国では保健から支払われるサービスの定義上，緩和ケアとエンドオブライフ・ケア（＝終末期ケア・ホスピスケア）は，明確に区別されている。これは，緩和ケアが急性期や慢性期における積極的治療中にも提供されることに対し，ホスピスケア（エンドオブライフ・ケア）を受ける対象者は，抗がん剤や手術などの積極的な治療を受けていないことが大きく関与する。これにより，ケアの目的は区別されており，目的に応じたアウトカムの評価が必要となる（表7-1）。米国でのホスピスケアはごく一部を除き，ほとんどが在宅である。緩和ケアも，さまざまな場所で提供されているが，在宅では訪問緩和ケアとして提供されている。

　米国においてホスピスを含むすべての医療機関，医療サービス機関はこれらのアウトカムを報告する義務があり，対象者の好ましいアウトカムが得られるケアを提供されていない場合，保険からの支払いは行われないなど厳しい規定がある。また，すべての看護・医療行為はカルテに正確に記載されていない場合は保険からの支払いは受けられない。特に終末期であり，DNR（Do Not Resuscitate：心肺蘇生を行わない）ことがはっきりしており，自然に亡くなっていくことを決めた対象者が，心停止やそれに近い状況になった際，救急外来に運ばれることは不適切であると定義付けられており，家族がどのように対処するのかを在宅ホスピスチームはあらかじめ教育を行わなければならず，また対象者やその家族へのサポートを提供するため24時間体制で対応しなくてはならない。これに対応し，個々の対象者が終末期にある場合，「救急外来に受信してしまった」や「入院してしまった」というアウトカム指標は，終末期以外の対象者以上に深刻なアウトカム指標であり，在宅看護の充実により大きく回避可能な事象である。

◻ わが国での在宅ケアへの示唆

　医療提供モデルについて検討するにあたり，医療システムの違いを問題視されることも多い。しかしながら，医療保険システムによって，どのように医療提供システムを変革していくかという点では，広い視野でヘルスケアの目指す

表7-1 目的に応じたアウトカム評価

	対象者	ケア／治療の目的	焦点となるアウトカムの例
緩和ケア	急性期，慢性期で積極的な治療を受ける対象者を含む	延命，疾患の改善・軽減（がんの大きさの縮小を目指すなど）	完全寛解，部分寛解，感染予防，褥瘡予防など
エンドオブライフ・ケア（終末期ケア／ホスピスケア）	積極的治療を受けていない対象者	安楽，QOLの向上・維持，人間としての尊厳の確保	満足度，症状マネージメント，QOL，など

　ものを評価していく必要がある。この上で，OASISやOBQIの示唆するものは，今後の医療提供システムを向上させていく上で非常に重要となる。過去のヘルスケアモデルでは，一つの正しい答えがあり，それをすべてのヘルスケア提供者が同じように遂行するべきであるという信念のもとに医療モデルを作り上げようとしてきた。これに対し，より発展したヘルスケアモデルでは，エビデンス・ベースド・プラクティスの必要性と複雑性を理解し，これに対応した実践レベルで実行可能な，質の改善を目的とした方法論を提唱している。この上で，実践の記述に当たるプロセス評価基準測定と患者のアウトカムを評価するためのアウトカム評価の認識をはっきりと区別することは非常に有効である。

　米国では保険からの支払いを受けるためにはこと細やかかつ正確なカルテ記載が義務付けられているため，どこに異常や問題があったかにとどまらず，医師やその他の医療者から対象者・家族への説明や，それに関する指導内容に至るまでをカルテに記載されていなくてはならない。この支援のために，電子カルテのソフトウエアにも大きな工夫がなされるようになっている。ここでも，電子カルテシステムなどを活用することで，プロセス評価基準測定やアウトカム評価などの抽出をより簡単に行うことができるよう工夫されるようになってきた。この上ではテクノロジーの有効活用は今後も推奨されていくこととなる。この動きは米国では意味のある活用（Meaningful use：MU）として，政府からテクノロジーの効果的な活用による患者のアウトカムの改善が求められるようになっている。MUの目指す政府の認定を受けた電子カルテの目的は，①ケアの質，安全，効果の向上と医療提供時の不平等さの縮減，②患者家族の参加，③ケア・コーディネーションと住民の健康の向上，④患者の医療情報のプライバシーの保持の安全，であり，

・臨床アウトカムの向上
・民間レベルの健康アウトカムの向上
・情報の透明性と効率性の向上
・個人のエンパワーメント
・ヘルスケアシステムにおけるより高い質の研究データの構築を，将来的に目

指している。

　ここでは，年次的な目標が掲げられ，医療提供者はこの目標を視野に入れた将来的な計画を擁立する必要がある。

　このように，OBQI や MU の考え方は，どのような医療保険システムを用いているかにかかわらず，対象やまたコミュニティでの健康レベル向上を目指す基盤となるものであり，アウトカム評価をもとに，実践を向上していくためのモデルをわが国で構築していくために有用であると考えられる。

　このように，米国での在宅ケアを中心としたアウトカム評価の全容をふまえると，OASIS 指標に表されるものなどは，現在の日本のケア領域でも即時利用可能なものも多いといえる。わが国も将来的に全国的な標準化されたデータの共有による質の改善が行える体制ができることが望まれる。

2 国際的な在宅ケアのアウトカム研究動向とわが国の課題

アウトカム評価がなぜ必要か

　筆者のアメリカの大学院留学では，Ph.D.Candidate になるまでには，試験，レポート，プレゼンテーション，ディベートをクリアしていかなくてはならなかった。研究をする前段階として，疫学統計，質的研究法，量的研究法，認識論，看護理論関連等々を勉強したが，取得しなければならない授業の中に，アウトカムという科目があった。単独した科目としての授業であり，ヘルスケアのアウトカム研究として，アウトカムの概念から方法・分析アプローチを学ぶ教科であった。ケアに対してアウトカムはどうなのかを常に考えさせられた。

　このアウトカム評価の考え方なしには量的研究は成り立たないと言っても過言ではないと思った。日本に戻り，大学院の授業の一部に，このアウトカム評価という考えを取り込んだ。しかし，このアウトカムという概念すら学んだことのない大学院生がほとんどであった。今後，日本では，大学院を修了する者が増えていくかと思われるが，在宅ケアの分野では，疫学統計的な考え方，量的な考え方をすすめていくにあたって，このアウトカム評価は避けて通れないと思う。ここでは，まだまだ研究不足である分野の在宅ケアに焦点を絞り，アウトカム研究について述べていく。

Mesh 用語から検索する最近の「在宅ケアのアウトカム研究」

　ここでは，アウトカム評価の指標として，アウトカムの種類を提示する。医中誌 web のシソーラスブラウザにて「アウトカム研究」[7]と検索すると，シソーラス用語に，「アウトカム研究」はない。統制語は，「患者アウトカム評価」となる。また，「アウトカム評価」と検索した場合は，シソーラス用語にて，統制語は，「アウトカム評価（保健医療）」と「患者アウトカム評価」となり，MeSH（Medical subject headings）用語は，"Outcome Assessment" と "Patient Outcome Assessment" になる。これに3語の組み合わせ（"Home Care Services" [Mesh] OR "Home Health Nursing" [Mesh] OR "Community Health Nursing" [Mesh]）で PubMed 検索した結果を**表 7-2**に示す[8]。10年間の検索結果をまとめたが，検索日が2016年7月2日のため，2016年の検索は6月30日までとし，**表 7-2**の2016年は半年間の結果とした。この**表 7-2**の右列が RCT（Randomized Controlled Trial）文献数である。在宅ケアのアウトカム研究は多くはないが，その中でも RCT をデザインとした文献がまだ少ないことがわかる。この RCT 文献から最近の在宅ケアのアウトカムとして，2015年のアウトカムの種類をま

第7章 国際的な在宅ケアのアウトカム評価の動向からみたわが国の課題

表7-2 在宅ケアのアウトカム研究数

	アウトカム評価	在宅ケア／在宅看護	アウトカム評価 AND 在宅ケア／在宅看護	アウトカム評価 AND 在宅ケア／在宅看護（RCT）
2007年	47585	1637	155	28
2008	52210	1630	181	50
2009	57751	1634	166	41
2010	63146	1694	169	44
2011	66875	1605	154	35
2012	68751	1671	158	42
2013	76365	1735	178	63
2014	74171	1628	171	64
2015	51782	1103	125	36
2016	3285	128	8	1

出所：筆者作成.

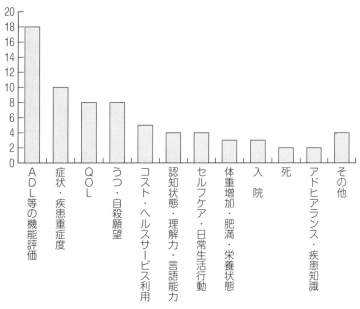

図7-1 最近の在宅ケアのアウトカムの種類

出所：筆者作成.

とめたものを図7-1に示す。最近の在宅ケアのアウトカムの種類として，ADL等の機能評価，症状・疾患重症度，うつ，コスト等がアウトカムとして評価されやすい。

◻ 在宅ケアのアウトカム研究

　Madigan[9]は，在宅ケア研究レビューで，在宅ケアにおける患者アウトカム研究は，患者アウトカムを評価する際，共通認識のある測定用具を利用していないため，あいまいな結論に至っていることを指摘している。アウトカム測定

163

は大切だが，何をアウトカムにするかが様々で，共通認識がないのが現状であろう。

　アウトカム研究は，何をアウトカムに設定し，何を測定するかというデザインが重要である。Kane ら[10]がいうに，アウトカム評価方法は3つあるという。それは，①一般的な評価測定（例：身体的な機能），②病状評価（例：兆候・サイン），そして③満足度評価である。そして，Kleinpell-Nowell ら[11]はケアに関する①アウトカム（コスト，罹患率，再入院率，急性期ケアの自宅訪問など），②療養者に関するアウトカム（満足度，不平・不満，ストレスレベル，血圧コントロール，体重，血糖値など），そして③ケア実践に関するアウトカム（ケアの質，対人関係，技術力など）の3種類がアウトカム測定として利用されるという。アウトカムの研究デザインは，研究者の目的や，どのアウトカムに焦点をあてるか次第である。在宅ケアにおいて，Feldman ら[12]は，主要なアウトカム評価として，①環境，②社会心理的，③生理的，④健康状態をあげている。在宅ケアでは，周囲の状況等に影響を受けやすいため，このような環境をアウトカム評価の1つとして考えることは大切である。

　在宅ケアのアウトカム研究として，Gitlin ら[13]は，在宅環境における作業療法のケア効果について述べている。対象者は，認知症をもつ療養者で，介入は590分の訪問リハビリケアとして，教育や環境調整等をおこなった。認知症療養者に対するアウトカム測定は，行動問題の頻度，そして ADLs と IADLs のレベルとした。療養者のアウトカムに加えて，介護者の健康状況として，介護者のセルフエフィカシー（自己効力感）や認知症の行動をマネジメントする上での不安をアウトカム測定としている。在宅ケアでは介護者が環境要因となり重要な生活条件となる。

　Wolfe ら[14]は，自宅での療養者に対して，在宅ケアの1つとしてリハビリテーションチームによる訪問リハビリを介入とした。主なアウトカム測定は，機能評価の1つであるバーセルスコア（バーセルインデックスによる得点）としている。その他 ADL 評価，うつスコア等も補助としてアウトカム測定としている。バーセルスコアや ADL 等の身体機能評価は，在宅ケアを受ける療養者のアウトカム評価にはよく利用される。

　Shaughnessy ら[15]によると，もし，在宅ケアの訪問と資源の利用情報が，療養者属性やアウトカム情報に影響を及ぼしている場合は，療養者の状態（リスク要因を含む），受けているサービス，アウトカムは，複雑に関係し合っていることを理解した上で，分析をした方がよいという。在宅療養者のアウトカム評価は，いろいろな環境要因も絡み合っていることを理解すべきである。

　在宅ケアでは，アウトカム測定は以下の3つのカテゴリーに分類される[16]。
①　エンド─リザルト・アウトカム：2時点以上で，療養者の健康状態の変化をみるアウトカムのことである。

第7章　国際的な在宅ケアのアウトカム評価の動向からみたわが国の課題

②　間接的なアウトカム：療養者の健康状態変化のアウトカムに影響を及ぼす家族または介護者の行動，情緒，知識の変化をみるアウトカムのことである。
③　利用に関するアウトカム：療養者の健康状態の変化に影響を及ぼすさまざまなヘルスケアサービス利用のことである。

　このことから，在宅ケアにおいて，療養者の健康状態というのは，介護してくれる人の健康状態，そして様々なヘルスケアサービスの利用により，影響されやすいため，様々な環境を考慮しつつ，アウトカム研究を計画する必要があると思われる。

❏ ビッグデータを利用した在宅ケアのアウトカム研究

　日本でも，最近，ビッグデータの活用の有用性が注目されるようになってきた。海外では，ビッグデータを2次利用して，アウトカムに結びつける研究がある。
　Madigan ら[17]は，在宅ケアにおけるアウトカムとサービス利用について，"the National Home and Hospice Care Survey（NHHCS）"のデータから分析している。このデータセットは，the National Center for Health Statistics（NCHS）of the CDC[18] のホームページから入手可能であった。数万人にもおよぶ療養者データから，Madigan ら[19]の分析では，対象者を COPD 療養者，心不全の療養者，人工股関節置換の療養者としている。そして，ここでは，在宅ケアのアウトカムをケアの終了理由と滞在期間としている。ケアの終了理由として，ケアの必要性がなくなったとか，最終的なゴールに達したためとかは肯定的なアウトカムとなるが，病院へ入院した，死亡されたは，否定的なアウトカムと捉えられる。アウトカムの設定は，研究者がどのような目的で行いたいかで，異なるものになる。アウトカムを何にするかは，研究者が設定するべきものである。また，Madigan ら[20]は，論文の中で，在宅ケア分野のアウトカム研究というのはとても重要である理由を4つあげている。
　①　多くの人々が在宅ケアを利用するが，その在宅ケアの効果を十分に理解できてはいない。
　②　療養者アウトカムの違いを説明するエビデンスが欠如している。
　③　在宅ケア分野の研究は，高度な統計と分析を兼ね備えていない。
　④　在宅ケア産業において，いろいろと不十分と思われる研究結果がでている。

　在宅ケアのアウトカム研究に結び付けられるビックデータは，他にも存在する。Mullner ら[21]は，"the National Home and Hospice Care Survey（NHHCS）"[22]の他に"the Medical Expenditure Panel Survey（MEPS）"[23]をビッグデータとしてあげ，両者の調査を比較している。主なデータ要素としては，NHHCS の方は，基本的な人口統計のほか，機能の状態，診断，受けているサービス，支払

165

い関係のものを，そしてMEPSの方は，基本的な人口の他，診断，サービス，コスト，支出，保険利用についてである。利用者の身体機能評価でアウトカムを測定する場合は，NHHCSのデータから，そしてコスト関係をアウトカムと設定する場合は，MEPSのデータを利用することが可能である。

　何が在宅ケアのアウトカムなのかではなく，何を在宅ケアのアウトカムとしたいのかが重要である。在宅ケアのアウトカムを何にするのかによって，研究デザインが変わってくるし，分析手法も変わってくると思われる。在宅ケアのアウトカムはまだ不十分であり，これから，在宅ケア分野のさまざまなアウトカム研究が期待される。

　Rants ら[24]は，ビックデータを利用して，ナーシングホーム，地域ケア，そして在宅ケアの３つの領域から，何をアウトカムとして測定しているかをまとめている。在宅ケア領域のみを抽出して**表7-3**に示す。OASIS は重要であるが前節で述べているので説明は割愛する。この**表7-3**をみても，アウトカム測定の方法はさまざまであり，どこをアウトカムにするかは，研究デザインによって研究者が決めることであると思われる。

❏ アウトカム指標の使用方法と評価結果

　上記で述べたように，アウトカム指標は様々である。何が在宅ケアのアウトカムなのかではなく，何を在宅ケアのアウトカムとしたいのかが重要であるため，アウトカム指標の使用にあたっては，研究デザインによるかと思われる。国際的にみても，在宅ケアのアウトカムを何にするのかによっては，研究デザインは変わってくるし，分析手法も変わってくる。どのような結果を評価していくかは，吟味された研究デザインによるものであろう。日本では，在宅ケアのアウトカム研究はまだ不十分である。国際的なアウトカム評価を参考にしながら，これから，在宅ケア分野のさまざまなアウトカム研究が期待される。

❏ わが国の課題

　ケアの質管理の視点から，在宅ケアのアウトカム研究として，ケアの質管理[25]プログラムの開発がされたのは，1990年代のことである。小野（小川）[26]は，在宅ケアに関連した研究の強化の１つとして，アウトカム評価，利用者満足度をあげていた。2000年代から，在宅ケアにおいて，満足度評価を含むアウトカム研究が行われきたがまだ研究数としては少ない。療養者の満足度[27～30]，家族・介護者からの満足度[31][32]，コスト関連[33][34]，ADL，IADL，精神能力，そしてケアアセスメント項目の継時変化[35]をアウトカムとして評価することが可能である。何をアウトカムとして捉えるかは，さまざまであるため，在宅ケアの効果や質をどのように評価するか[36]をもっと吟味することが大切である。

　専門職者が行なったケア・介入が有効であったかどうかを評価していくため

第7章　国際的な在宅ケアのアウトカム評価の動向からみたわが国の課題

表7-3　ビッグデータ利用による在宅ケアのアウトカム測定の例

データセット	アウトカム測定	引　用
OASIS	HMO利用療養者のヘルスアウトカム	Adams,C.E., Wilson, M., Haney, M., and Short, R. (1998)：Using the outcome-based quality improvement model and OASIS to improve HMO patients' outcomes. Home Healthare Nurse, 16, 395-401
OASIS	病院の再入院	Madigan, E.A., Schott, D., Mattews, C.R. (2001)：Rehospitalization among home healthcare patients：results of a propspetive study. Home Healthcare Nurse, 19, 298-305.
OASIS	リスク調整 Qis, 32 アウトカムモデル	Shaughnessy, P.W., Hittle, D.R., Powell, M.C., Schienker, R.E., Beaudry, J.M., Javorek, F.J. (1998)：Assessing the utility of risk-adjusted outcome measures for home health care (abstract). Abstract Book/Association for Health Services Research, 14, 204-205.
MDS-HC	病院利用，コスト	Landi, F., Gambassi, G., Pola, R., Tabaccanti, S., Cavinato, T., Carbonin, P., et al. (1999)：Impact of integrated home care services on hospital use. Journal of the American Geriatrics Society, 47, 1430-1434.
MDS-HC MDS	8Qls	Morris, J.：Wuality outcomes in subacute and home care programs, AHCPR U18 1996-1999.
メディケア請求，メディケア・コスト・レポート	サービス利用，支払い方法，ケアの質	Brown, R., Phillips, B., Bishop, C., Thornton, C., Ritter, G., Klein, A., et al. (1997)：The effets of predetemined payment rates for Medicare home healthcare. Health Services Research, 32, 397-414.

出　所：Rantz, M. J., Connolly, R. P.（2004）：Measuring nursing care quality and using large data sets in nonacute care settings：state of the science, Nurs Outlook. 52, 26より，在宅ケア領域のみを抜粋.

に，アウトカム研究が重要である。ケア結果としてのアウトカムに基づいてケアの有効性が論じられており，在宅ケアのアウトカム研究は，ケアの質保証につながると思われ，非常に重要な研究である。在宅ケア分野において，療養者の健康状態は，さまざまな環境に左右されやすいため，在宅ケアの質や効果を評価するためには，様々な視点からわが国でも研究をさらに増やしていくことが必要である。エビデンスに基づいた在宅ケアを構築するための研究は，アウトカム研究に基づく結果が必要である。アウトカム評価内容も様々であるが，何をアウトカムにしていくか，日本でもRCTの研究デザインを視野にいれて，さらなる在宅ケアのアウトカム研究をすすめていく必要がある。

◯ 注

(1) 後期高齢者医療制度に類似する仕組み。このメディケアを統括する政府の機関 Center for Medicare & Medicaid Service（CMS）によって保険による支払いの有無がコントロールされている。

(2) 在宅ケア機関を含むすべての医療機関はメディケアの認定を受けていなければ，高齢者の医療を提供してもメディケアからの支払いを受けることはできない。

(3) ひとつひとつの処置や，サービスの提供回数に比例して医療費が，保険者から支払われる仕組み。

(4) 実際にかけた時間や，処置などの回数ではなく，患者の良いアウトカムが早く得られることや，良いアウトカムの状態が継続すること，たとえば褥瘡が発生しないこと，そして褥瘡のない状態が保たれること，をもとに良い実践を行ったかどうかが評価されそのパフォーマンス（実践の結果）に応じて支払いが変化すること。

(5) Activity of daily Living：日常生活動作。

(6) 対象者の病名や受けた処置などによる分類をもとに合併症などのリスクなどが予測される。このもととなる分類をケースミックスという。

(7) 医学中央雑誌刊行会：医中誌 Web とは（http://www.jamas.or.jp/service/ichu/about.html）（2016.6.27）。

(8) The US National Library of Medicine National Institutes of Health：PubMed.gov, （http://www.ncbi.nlm.nih.gov/pubmed）（2016.7.2）。

(9) Madigan, E. A., Tullai-McGuinness, S., Neff, D. F.（2002）：Home health services research, Annu Rev Nurs Res, 20, 267-291.

(10) Kane, R. L.（1997）：Understanding Health Care Outcomes Research, 17, Aspen.

(11) Kleinpell-Nowell R1, Weiner, T. M.（1999）：Measuring advanced practice nursing outcomes, AACN Clin Issues, 10(3), 356-368.

(12) Feldman, J. I., Richard, R. J.（2003）：Measuring Outcomes of Home Health Care, In Strickland, O. L., Dilorio, C.（Eds.）Measurement of Nursing Outcomes, 2nd Edition, Vol. 2, Client Outcomes and Quality of Care, 266, Springer Publishing.

(13) Gitlin, L. N., Corcoran, M., Winter, L., Boyce, A., Hauck, W. W.（2001）：A randomized, controlled trial of a home environmental intervention：effect on efficacy and upset in caregivers and on daily function of persons with dementia, Gerontologist, 41(1), 4-14.

(14) Wolfe, C. D., Tilling, K., Rudd, A. G.（2000）：The effectiveness of community-based rehabilitation for stroke patients who remain at home：a pilot randomized trial, Clin Rehabil, 14(6), 563-569.

(15) Shaughnessy, P. W., Crisler, K. S., Schlenker, R. E., Arnold, A. G.（1997）：Outcomes across the care continuum, Home health care, Med Care, 35(11), Supplement, NS115-N123.

(16) 同前。

(17) Madigan, E. A., Curet, O. L.（2006）：A data mining approach in home healthcare：outcomes and service use, BMC Health Services Research, 6：18.

(18) National Center for Health Statistics, Centers for Disease Control and Prevention （http://www.cdc.gov/nchs/）

(19) 前掲(17)。

(20) 同前。

(21) Mullner, R. M., Jewell, M. A., Mease, M. A.（1999）：Monitoring changes in home health care：a comparison of two national surveys, J Med Syst, 23(1), 21-26.

第7章 国際的な在宅ケアのアウトカム評価の動向からみたわが国の課題

⑵ 前掲⑱.

⑵ Agency for Healthcare Research and Quality（AHRQ）：the Medical Expenditure Panel Survey（MEPS）（http://www.ahrq.gov/research/data/index.html）（2016.6.21）.

⑵ Rantz, M. J., Connolly, R. P.（2004）：Measuring nursing care quality and using large data sets in nonacute care settings：state of the science, Nurs Outlook, 52, 23-37.

⑵ 島内節，季羽倭文子，内田恵美子，田上豊，亀井智子（1997）：〔在宅ケアのアウトカム〕在宅ケアのアウトカム研究—ケアの質管理プログラムの開発—，看護研究，30⑸，377-394.

⑵ 小野（小川）恵子，島内節，河野あゆみ（2001）：在宅ターミナル期における癌患者の死別後の家族と看護職による訪問看護の評価，日本看護科学学会誌, 21⑴，18-28.

⑵ 同前.

⑵ 島内節，小野恵子（2009）：遺族による在宅ターミナルケアのサービス評価，日本在宅ケア学会誌, 12⑵，36-43.

⑵ 内田陽子，島内節，河野あゆみ（2001）：訪問看護のアウトカム評価と費用対効果に関する研究，日本看護科学学会誌, 21⑴，9-17.

⑶ 小野（小川）恵子（2002）：訪問看護ステーションにおける介護保険施行前後の比較からみた経営的評価，日本在宅ケア学会誌, 6⑴，85-93.

⑶ 前掲⑵.

⑶ 前掲⑵.

⑶ 前掲⑵.

⑶ 前掲⑶.

⑶ 森田久美子，島内節，友安直子，清水洋子，内田陽子（2002）：訪問看護利用者におけるアウトカム変化の検討—自立度と痴呆の程度による比較—，日本在宅ケア学会誌, 6⑴，43-50.

⑶ Ono-Ogawa, K.（2006）：Outcomes Research of Home-Visit Nursing Care in Japan, Home Health Care Management & Practice, 18⑷，286-292.

◯ 参考文献

［第1節］

https://www.healthit.gov/providers-professionals/meaningful-use-definition-objectives

さくいん

あ行

アウトカム　29
　──でないもの　3
　──に基づいた実践向上
　　（OBQI）157
アウトカム（outcome）評価　1, 67
　──と質改善サイクル　145
　意思表明が困難な認知症高齢者
　　のEOLケアの──　83
　栄養ケアと──　9
　エンドオブライフ・ケアにおけ
　　る家族と訪問看護師による
　　ニーズ把握と──　99
　エンドオブライフ・ケアにおけ
　　るケアニーズ・ケア実施・
　　──　86, 87
　家族と看護師からみたエンドオ
　　ブライフ・ケアのニーズと
　　──　96
　在宅エンドオブライフ・ケアに
　　おける緊急ニーズのケアと
　　──　104
　在宅ケア事業所の経営改善のア
　　クションプランと──　148
　在宅におけるエンドオブライフ
　　の──　159
　摂食嚥下評価による──　19
　地域包括ケアにおける継続看護
　　マネジメントの──　131
　独居者のエンドオブライフ・ケ
　　アにおけるニーズと──
　　90
アウトカム評価基準測定　156
アウトカム分析　5
アウトカムレポート　7
アクションプラン（行動計画）　5,
　50, 144, 145
　──作成　5
　──の記載内容　5
アセスメント　2
アドバンス・ケア・プランニング
　　（ACP）81
　──のアウトカム評価　82
アドバンス・ディレクティブ
　　（Advance Directive）82
意味のある活用（MU）160
医療機関で使用するクリニカルパ
　　ス　29

か行

エビデンス・ベースド・プラクテ
　　ィス　160
エンドオブライフ・ケア　159
エンドオブライフの臨死期におけ
　　る緊急ニーズ　110

改訂長谷川式簡易知能評価スケー
　　ル（HDS-R）45
過活動膀胱症状スコア（OABSS）
　60
下部尿路症状　58
簡易栄養状態評価表（MNA）
　11
緩和ケア　159
機能訓練　19, 20
救急受診リスクを減らすテレナー
　　シング実施期間　40
虚弱高齢者　65
緊急ニーズのアウトカム評価
　106
緊急ニーズのアセスメント　109
クリティカルパス　28, 139
クリニカルパス　28, 139
　──のアウトカム評価　34
ケアにおける評価　1
ケアの質（の）管理　1, 166
ケアプログラムのデジタル化　71
ケアマネジメント　115
　──のアウトカム評価　121
　──の構成概念　119
ケアマネジメント業務自己評価尺
　　度　120
経営管理のアクションプラン
　149, 152
継続看護マネジメント　131, 135
　──におけるアウトカム　133
高齢者総合機能評価（CGA）65,
　67
　──を活用した介護予防教育プ
　　ログラム　68
呼吸器疾患　27
国際前立腺症状スコア（IPSS）
　59
骨粗鬆症　13
　──のアウトカム評価　14

さ行

在宅クリニカルパスを導入する目
　　的　28
在宅ケア事業所の財務・会計
　148
在宅ケアにおける質の評価　157
在宅ケアにおける費用対効果分析
　　の指標　138
在宅ケアのアウトカム研究　163
在宅ケアのアウトカム指標　3
在宅ケアのクリニカルパス　29
在宅ケアの費用対効果　142
在宅ケア評価用OASIS　155
在宅ケアマネジメント　116
　──のアウトカム評価の目的
　　116
　──の質のアウトカム評価指
　　標　116, 117
　──のねらい　116
在宅酸素療法→HOT
在宅マネジメントのアウトカム評
　　価　140
在宅モニタリングに基づくテレ
　　ナーシング　39
サルコペニア　9
質の評価基準測定　156
終末期医療の決定プロセスに関す
　　るガイドライン　82
主要下部尿路症状質問票（CLSS）
　60
褥瘡　15
　──のアウトカム評価　15
摂食嚥下機能訓練とアウトカム評
　　価　20, 21
摂食嚥下機能障害　17
「摂食嚥下機能障害者の退院に向
　　けた食事の自立を促すアセス
　　メントとアウトカム評価」
　　17, 24
摂食・嚥下能力グレード　19

た行

ターゲットアウトカム　7
脱水　11
　──のアウトカム評価　13
地域包括ケア　123
　──が目指す理念　123
　──に果たすケアマネジメント
　　の評価　122

——のアウトカム 126
——の評価指標 127
——の評価者 126
地域包括ケアシステムの構成要素 124
低栄養状態 9
——の原因 9
テレナーシング（遠隔看護） 37
——中の増悪 40
——による費用対効果 44
——のアウトカム評価 38
——のアウトカム評価指標 38
——を受けた対象者の生活の質 43

な行

ナース・センシティブ・インディケーター 156
日本版在宅ケアのアウトカム評価票 144
認知症ケアのアウトカム評価指標 45
認知症ケアのアウトカム評価票 45-49
——記入の手順 52

は行

排泄症状の評価 57
排泄自立についてのセルフケア講座 57
排尿自立指導料 61
費用対効果 36
——を考慮したケアパス 138
費用対効果分析 137

フレイルティ・サイクル 9
プロセス評価基準測定 156
ヘルスケアにおける継続的な質の改善（CQI） 157
膀胱機能のアセスメント・アウトカム評価方法 61
訪問看護ステーションの経営改善 150
訪問看護ステーションの経営職能 148
訪問看護ステーションの収益 149
訪問看護制度 28
訪問看護のクリニカルパス 29
ホスピス 159

ま行

慢性疾患ケアモデル 135
目標・アウトカム到達度 36
モニタリング 7

や・ら行

「やりがいさん」 71, 72
——の効果 77
予防訪問 66
——のアウトカム 66
利用者によるサービス満足度尺度 119

欧文・人名

ACP →アドバンス・ケア・プランニング
CGA →高齢者総合機能評価
CLSS →主要下部尿路症状質問票

CQI →ヘルスケアにおける継続的な質の改善
DNAR オーダー 82
Feldman, J. I. 164
Gitlin, L. N. 164
Good Death Inventory（GDI） 83
HOT（在宅酸素療法） 27
HOT クリニカルパス 28-33
HOT 実施者 27
IPSS →国際前立腺症状スコア
Kleinpell-Nowell, R. I. 164
KT バランスチャート評価基準一覧 19
Madigan, E. A. 165
MMSE（Mini-Mental State Examination） 45
MU →意味のある活用
Mullner, R. M. 165
OABSS →過活動膀胱症状スコア
OASIS（Outcome-and Assessment Information 2, 155
OBQI →アウトカムに基づいた実践向上
OBQI プログラム 158
PDCA サイクル 29
Shaughnessy, P. W. 164
Wolfe, C. D. 164

執筆者紹介 （所属：分担，執筆順。＊は編著者）

＊島内　節（編著者紹介参照：はじめに，序章第1・2節，第4章第2〜5節，第4章第6節［共著］，第7章第2節［共著］）

内田　陽子（群馬大学医学部保健学科・大学院保健学研究科教授：序章第3節，第2章第3節，第3章第1節，第4章第1節，第6章）

梶井　文子（東京慈恵会医科大学医学部看護学科教授：第1章第1節）

楳田　恵子（人間環境大学看護学部看護学科助教：第1章第2節［共著］）

福田由紀子（人間環境大学看護学部看護学科・大学院看護学研究科准教授：第1章第2節［共著］，第4章第6節［共著］）

亀井　智子（聖路加国際大学大学院看護学研究科教授：第2章第1・2節）

河野あゆみ（大阪市立大学大学院看護学研究科在宅看護学領域教授：第3章第2節［共著］）

吉行　紀子（大阪市立大学大学院看護学研究科後期博士課程学生：第3章第2節［共著］）

薬袋　淳子（岐阜医療科学大学・大学院看護学部看護学科教授：第3章第3節［共著］）

成　　順月（岐阜医療科学大学・大学院看護学部看護学科教授：第3章第3節［共著］）

中谷　久恵（広島大学大学院看護開発科学講座教授：第5章第1・2節）

乗越　千枝（梅花女子大学看護保健学部看護学科教授：第5章第3節）

朝倉　由紀（Parker Adventist Hospital 緩和ケア高度実践看護師，Parker Adventist Hospital/Penrose-St. Francis Health Service ナースサイエンティスト，コロラド大学看護学部特任講師，人間環境大学看護学部・大学院特任講師：第7章第1節）

小野　恵子（武蔵野大学看護学部・大学院看護学研究科准教授：第7章第2節［共著］）

編著者紹介

島内　節（しまのうち・せつ）

高知女子大学家政学部衛生看護科卒業。
国立公衆衛生院技術室長，東京医科歯科大学教授・大学院保健衛生学研究科長，
国際医療福祉大学看護科長，広島文化学園大学大学院看護学研究科長等を経て
現　在　人間環境大学大学院看護学研究科長，同大学副学長。
　　　　博士（医学），社会学修士。
主　著　「地域看護学講座全10巻」（編著）医学書院，1999-2000年。
　　　　『在宅ケア　クリニカルパスマニュアル』（編著）中央法規出版，2000年。
　　　　『訪問看護管理マニュアル』（監修）日本看護協会出版会，2002年。
　　　　『在宅エンド・オブ・ライフケア』（共編）イニシア，2008年。
　　　　『これからの在宅看護論』（編著）ミネルヴァ書房，2014年。
　　　　『在宅におけるエンドオブライフ・ケア』（編著）ミネルヴァ書房，2015年。
　　　　『施設におけるエンドオブライフ・ケア』（編著）ミネルヴァ書房，2015年。
　　　　『これからの高齢者看護学』（編著）ミネルヴァ書房，2018年。

現場で使える在宅ケアのアウトカム評価
──ケアの質を高めるために──

2018年12月10日　初版第1刷発行　　　　　　　　〈検印省略〉

定価はカバーに
表示しています

編著者　　島　内　　　節
発行者　　杉　田　啓　三
印刷者　　中　村　勝　弘

発行所　　株式会社　ミネルヴァ書房
607-8494　京都市山科区日ノ岡堤谷町1
電話代表　（075）581-5191
振替口座　01020-0-8076

© 島内節ほか，2018　　　　　中村印刷・清水製本

ISBN978-4-623-08422-7

Printed in Japan

在宅におけるエンドオブライフ・ケア	B 5 判 216頁
	本 体 2600円
島内　節・内田陽子 編著	

施設におけるエンドオブライフ・ケア	B 5 判 176頁
	本 体 2600円
内田陽子・島内　節 編著	

これからの在宅看護論	B 5 判 328頁
	本 体 2800円
島内　節・亀井智子 編著	

これからの高齢者看護学	B 5 判 336頁
	本 体 3500円
島内　節・内田陽子 編著	

ミネルヴァ書房

http://www.minervashobo.co.jp/